看视频轻松学瑜伽

魔法塑形

张 斌 / 石碧瑶 / 姜 庆 ◎ 著

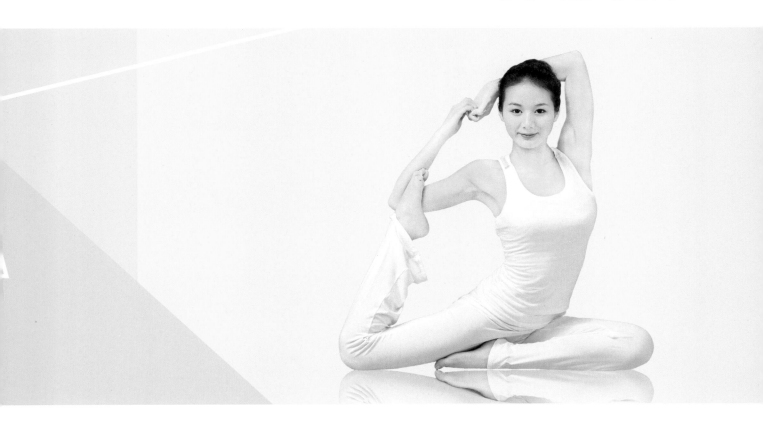

青岛出版社
QINGDAO PUBLISHING HOUSE

图书在版编目（CIP）数据

看视频轻松学瑜伽. 魔法塑形 / 张斌, 石碧瑶, 姜庆著. -- 青岛：青岛出版社, 2018.4

ISBN 978-7-5552-6918-2

Ⅰ.①看… Ⅱ.①张… ②石… ③姜… Ⅲ.①瑜伽—减肥—基本知识 Ⅳ.①R793.51

中国版本图书馆CIP数据核字(2018)第070670号

书　　名	**看视频轻松学瑜伽：魔法塑形**
著　　者	张　斌　石碧瑶　姜　庆
出版发行	青岛出版社
社　　址	青岛市海尔路182号（266061）
本社网址	http://www.qdpub.com
邮购电话	13335059110　0532-85814750　（传真）0532-68068026

策划组稿	张化新　周鸿媛
责任编辑	王　宁
装帧设计	她品文化
制　　版	青岛艺鑫制版印刷有限公司
印　　刷	青岛正商印刷有限公司
出版日期	2018年5月第1版　2018年8月第2次印刷
开　　本	20开（889毫米×1194毫米）
印　　张	8
图　　数	443
印　　数	10001-13350
字　　数	100千
书　　号	ISBN 978-7-5552-6918-2
定　　价	29.80元

编校质量、盗版监督服务电话　4006532017　0532-68068638

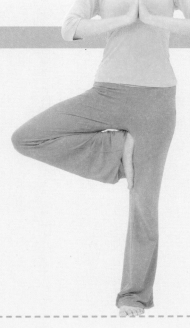

Part 1 神奇瑜伽

塑形有道

Part 2 瑜伽热身

塑形前奏十分钟

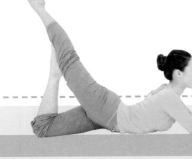

优雅塑形

Part 3

逐步打造完美身材

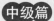

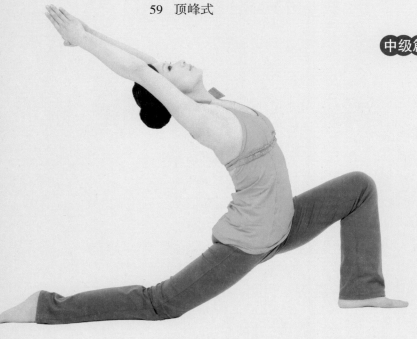

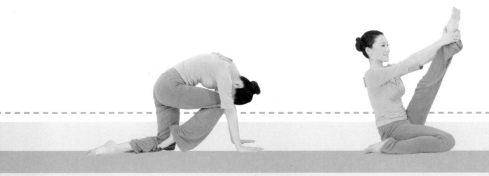

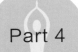

Part 4 随时修炼

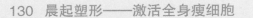

争分夺秒变魔鬼身材

附录 ‖ 瑜伽塑形常见问答

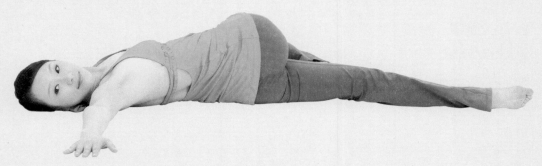

局部塑形	功效	招式名称	招式详情
瘦脸—— 轻松雕塑小V脸	练习脸部瑜伽，不仅能让平时难以运动到的脸部肌肉得到充分的锻炼，更能加速面部血液循环，使面部肌肉更紧致，轻松变成小V脸俏佳人。	花环式	见50页
		狮子一式	见52页
		顶峰式	见59页
		伸臂后伸腿式	见65页
		叩首式	见72页
瘦臂—— 快速打造纤纤美臂	手臂一旦堆积赘肉，就会变得臃肿难看，手臂肌肉也会跟着变松弛。瘦臂瑜伽的重点就是通过拉伸手臂两侧的肌肉，快速消除手臂处多余脂肪，打造纤细玉臂。	天线式	见66页
		牛面式	见83页
		跪姿拉弓式	见94页
		展背式	见106页
细颈—— 平滑长颈秀出来	纤长细腻的颈部能为女性增添无穷的魅力，细颈瑜伽能消除颈部堆积的脂肪和赘肉，让颈部变纤细，线条更优美，轻松秀出平滑长颈。	蜥蜴式	见60页
		眼镜蛇扭转式	见63页
		鱼式	见86页
		塌式	见92页
塑胸—— 画好美丽"峰"景线	丰满有型的胸部是专属于女人的一道美丽风景线，塑胸瑜伽中的体式能帮助扩展胸部，让胸部更挺拔，胸形更完美，同时还能刺激卵巢分泌出更多的雌激素，让胸部更丰满。	鸽子式	见57页
		云雀式	见70页
		骆驼式	见96页
		舞王式	见104页
		门闩式	见120页
美背—— 勾勒迷人性感线	背部一旦堆积脂肪，就容易变成"虎背"，大大影响美感。美背瑜伽通过大量的拉伸、延展背部	猫伸展式	见53页
		全蝗虫式	见61页
		前屈式	见67页

		上犬式	见73页
	等体式，很容易消除这些多余的脂肪，轻松勾勒出迷人的性感背部曲线。	斜板式	见114页
		半莲花单腿背部伸展式	见122页
收 腹—— 迅速甩掉 游泳圈	腹部是最容易堆积脂肪的部位之一，也是女性最在意的部位之一。针对腹部锻炼的瑜伽体式主要通过按摩、挤压、扭转等动作，燃烧腹部多余脂肪，让女性快速甩掉恼人的游泳圈。	磨豆式	见54页
		弓式	见62页
		炮弹式	见77页
		卧佛式	见88页
		桥式	见112页
纤 腰—— 扭出轻盈小 "腰"精	瘦腰瑜伽主要通过挤压、拉伸、扭转腰部等体式，全面锻炼腰部肌肉群，消除腰部堆积的多余脂肪，轻松瘦腰，塑造出轻盈多姿的小蛮腰。	蝴蝶式	见56页
		三角伸展式	见74页
		风车式	见79页
		加强侧伸展式	见102页
		转躯触体式	见108页
		三角扭转式	见115页
		双角式	见124页
提 臀—— 轻松修炼 翘翘臀	瑜伽练习中有很多体式能非常有效地锻炼到臀部肌肉，不仅能消除臀部多余脂肪，还能让臀部变得更紧实、圆润、有弹性，轻松修炼魔力翘翘臀。	虎式	见80页
		后抬腿式	见89页
		两侧摇摆式	见107页
		踮脚蹲式	见117页
		蛙式	见128页
瘦 腿—— 完美紧致 修长细腿	瘦腿瑜伽通过伸展、提拉、上抬、下蹲等各种不同的体式，充分锻炼大腿及小腿肌肉群，不仅可以消除多余脂肪，更能拉伸腿部线条，塑造完美紧致的修长细腿。	踩单车式	见68页
		双腿背部伸展式	见76页
		幻椅式	见82页
		鸳式	见90页
		鹰式	见99页
		跪姿舞蹈者式	见110页
		上抬腿式	见119页
		单腿天鹅平衡式	见126页

Part 1

神奇
瑜伽
塑形有道

YOGA

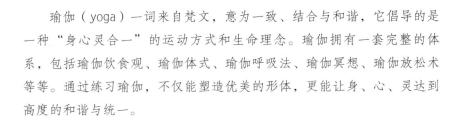

瑜伽塑形，身心灵合一

瑜伽（yoga）一词来自梵文，意为一致、结合与和谐，它倡导的是一种"身心灵合一"的运动方式和生命理念。瑜伽拥有一套完整的体系，包括瑜伽饮食观、瑜伽体式、瑜伽呼吸法、瑜伽冥想、瑜伽放松术等等。通过练习瑜伽，不仅能塑造优美的形体，更能让身、心、灵达到高度的和谐与统一。

瑜伽体式多达84000多种，大多数都是模仿大自然中的动物或植物而成，如虎式、鹰式、猫伸展式、树式等，这些体式不仅有助于消除身体多余脂肪和赘肉，还能对身体进行全方位的锻炼——拉伸骨骼、打开韧带、柔软脊柱等，纠正因久坐或久站引起的各种不良姿势，进而让身形更完美。此外，瑜伽体式还能从内调节身体，如按摩和滋养腹内各脏器，帮助排出体内堆积的垃圾和毒素；促进血液循环，改善心血管系统和呼吸系统，提高身体免疫力，预防疾病，塑造更强健的体魄。

除了众多的瑜伽体式，瑜伽呼吸法和瑜伽冥想的塑形功效也是不容小觑的。瑜伽呼吸和瑜伽冥想通过集中意识到自身呼吸的静态过程，能帮助人们稳定情绪，消除体内和大脑中累积的负面情绪和能量，让心底的压力得到彻底的释放，让整个身心得到彻底的舒缓和轻松，全面改善身、心、灵各层面的状态。

所以，在崇尚健康生活的今天，追求身、心、灵合一的瑜伽，已经成为越来越多女性塑形的首选运动方式。

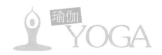

瑜·伽·练·习· 必备小道具

练习瑜伽所需的条件是非常简单的，但也需要准备一些专属的道具。有了这些道具的帮忙，既能增加练习的情趣，又能帮助完成较高难度的动作，让自己的动作更加标准，减少运动受伤的可能性。

瑜伽服

为自己挑选一款舒适贴身的瑜伽服，并不是为了显示出专业的形象，而是为了有效保护自身并完成瑜伽动作。这是因为瑜伽体式中有很多幅度较大的动作，如扭转身体、伸展四肢等，舒适的瑜伽服能让身体不受任何束缚地自由活动。挑选时，选择以蚕丝棉、纤维+5%氨纶或涤纶+5%氨纶材质的瑜伽服为最佳。

瑜伽垫

和瑜伽服一样，瑜伽垫也是瑜伽练习必不可少的小道具。有很多瑜伽体式是从躺姿、跪姿开始，如果在硬地板上练习，容易发生运动伤害。只要在地板铺上一款厚薄适中、防滑性能好的瑜伽垫，就能防止脊椎、脚踝、膝关节等部位被碰伤，还能帮助身体更好地完成动作。一般来说，初学者可以选择6毫米左右的厚瑜伽垫。

瑜伽砖

对于初学者和身体柔韧性不够好的人来说，瑜伽砖是一个好帮手。在练习难度较高的动作如骆驼式时，可以在两脚旁边各放置一块瑜伽砖，上半身向后弯曲时，双手直接扶住瑜伽砖，这样能减少身体弯曲的幅度。借助瑜伽砖，将身体的柔韧性逐步提高，渐渐就能将动作完成得更加精准和到位。

瑜伽球

瑜伽球的用法有很多，可以向上举增加手臂力量，也可以压在身体下方辅助支撑身体，还可以双腿夹球向上举，能增添锻炼的趣味性。瑜伽球柔软有弹性，能在一定程度上避免肌肉拉伤。此外，借助瑜伽球也能起到降低动作难度的作用，如练习舞王式时，将球放在身体前方半米处，手扶住瑜伽球，能帮助身体平衡。

瑜伽绳

瑜伽绳又叫瑜伽伸展带，在练习一些拉伸肢体的动作时会用到，如牛面式的练习。瑜伽绳能帮助拉伸筋骨和韧带，待身体柔韧性增强后，再逐步增加练习难度。

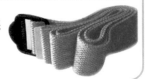

练习注意事项

与一般剧烈运动相比，瑜伽练习中受伤的可能性很小。但如果不多加注意，仍然有可能让身体受到伤害。将下面这些注意事项牢记于心，并将其落实在每一次瑜伽练习中，零伤害就能轻松实现，而且还能收到事半功倍的锻炼效果。

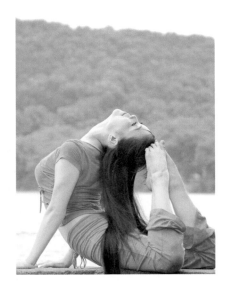

❊ 瑜伽练习前后的饮食习惯

一般说来，瑜伽练习前一小时不宜进食，如果实在饥饿难受，可以在练习前半小时补充一些流质易消化的食物，如粥、面条等，但也不宜过量。练习完毕后，可及时补充一杯白开水，或酸奶、蜂蜜、果汁等饮品，帮助身体补充能量和运动中流失的水分。吃饱饭后不宜立即练习瑜伽，因为短时间内，食物没有被消化完，容易增加肠胃负担，引起肠胃不适，发生呕吐或眩晕现象。

❊ 练完瑜伽半小时后洗澡

刚练完瑜伽就迫不及待地洗澡，是一个容易犯的普遍错误行为，正确的做法是练习瑜伽后休息半小时，待身体安定下来后再洗澡。之所以不能立刻洗澡，是因为经过一系列的瑜伽体式练习后，能量仍均匀地在身体的各个部位流动穿行，体温也比平时略高一些，立刻洗澡会引发身体温度的变化，留在体内的能量不得不用来维持身体的温度，容易破坏身体正常机能，导致免疫力下降。不过，可以选择在练习前洗一个澡，然后休息20～30分钟，这样能让身体变得更加洁净和轻松，减少肌肉紧张，帮助身体获得舒张。

❊ 空调房里不宜练习瑜伽

练习瑜伽最好在阴凉、通风的环境中，可以选择空间足够、干净舒适的房间练习，也可以在露天场所，如花园、草坪等开阔地练习，但要避开大风、寒冷、骄阳或空气比较污浊的时候。需要注意的是，不要选择在空调房里练习瑜伽。因为瑜伽是一项有氧运动，空调房内往往氧气不足，一来影响练习效果，二来练习时人体的毛孔处于完全张开的状态，如果空调的冷气袭入，很容易引起感冒。此外，皮肤在空调房内会呈现缺水状态，时间长了会减弱排汗功能，不能达到排毒功效。

❀ 由易到难，循序渐进练习瑜伽

瑜伽体式众多，可以按照难度等级，由易到难、循序渐进地练习。初学者不要急功近利，妄想一两次或者短时间内达到锻炼效果，或者希望自己一下子就完成高难度的体式，这些想法都是错误的。每个人的体能和体质都不一样，练习时一定要量力而行，先做到自己的极限位置，然后再慢慢向标准动作靠拢，循序渐进地提升自己的能力。要记住，瑜伽是一个长期的运动体系，需要坚持不懈的练习。同时应把它当成是个人的修炼，不要盲目和人攀比。

❀ 不同身体状况必知的禁忌

针对不同的身体状况，练习瑜伽时也要牢记一些禁忌。如患有慢性疾病，或者手术过后处于恢复期的人群，练习瑜伽之前，最好先咨询医生，然后在瑜伽教练的指导下练习。高血压、低血压患者，头部或颈部受过伤害的人群，不适合做头下脚上的倒立动作。孕妇练习瑜伽要在教练指导下进行，凡压迫到腹部的体式都要避免，产前三个月要停止练习。女性在经期练习瑜伽能稳定情绪，减缓痛经，但在经期头两天最好只做静坐或冥想呼吸的练习，经期后期也不要做大幅度的动作，避免倒立、反转和过分挤压腹部的体式。

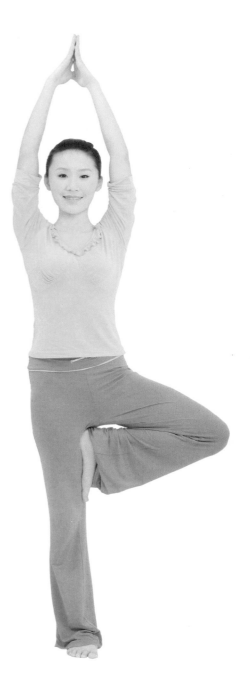

苗◦条◦身◦材◦的 **瑜伽呼吸加减法**

和瑜伽体式相比，瑜伽呼吸也有瘦身的功效。瑜伽呼吸让身材更苗条的秘诀在于，它通过有意识地控制吸气和呼气，掌握呼吸的频率和深浅，有效调节自律神经，为人体输入更多新鲜氧气，继而按摩腹内脏器，加速身体新陈代谢，帮助消耗多余脂肪，从而帮助塑形。

常用的瑜伽呼吸法分为三种：腹式呼吸、胸式呼吸和完全式呼吸。在进行瑜伽体式练习时，可以任意选择一种呼吸法进行调息。单独练习瑜伽呼吸法时，最好找空气清新且通风性较好的空旷地方，练习时将吸气和呼气比例保持在1:2左右，有助于将体内浊气更好地排出。

▌腹式呼吸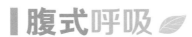

功效

■ 通过腹腔压力的改变，促进消化道的消化、吸收功能，帮助排出体内毒素。
■ 锻炼下腹部的肌肉，消除堆积在腹部的多余脂肪和赘肉。

步骤

①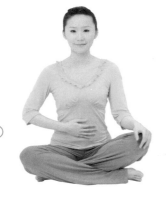

■ 第1步：取简易坐姿，端坐在垫子上，左手放在左膝，右手轻轻放在腹部，感知腹部的起伏变化。吸气时，用鼻子将空气深深吸入肺的底部，随着吸气的加深，胸部和腹部之间的横膈膜跟着下降，感觉到小腹像气球一样向外鼓起。
■ 第2步：呼气时，小腹朝着脊柱方向收紧，横膈膜便会自然升高，肺部的废气也就跟着排出体外。

②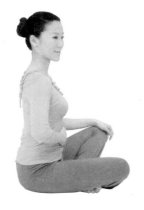

贴心提示

腹式呼吸是最基本也是最常用的瑜伽呼吸法，除了在练习瑜伽体位中运用，日常生活中也可以经常使用。

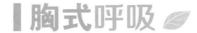

胸式呼吸

功效

■ 有助于增强胸腔的活力与耐力，将体内废气排出体外，净化血液。
■ 增加供氧量，缓解精神压力。

步骤

■ 第1步：取简易坐姿，腰背挺直坐在垫子上，双手放在胸部下方。用鼻子慢慢将空气吸入整个胸部区域，感觉胸部正向外扩张，同时肋骨也向外、向上扩张，腹部保持不动。
■ 第2步：呼气，慢慢将体内废气呼出体外，胸部向内恢复正常，肋骨向下回落并向内收。

①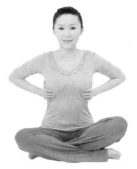

②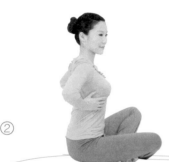

完全式呼吸

功效

■ 增加氧气的吸入量，使肺活量增大，促进消化功能，提高肠道蠕动力，有利于排出体内毒素。
■ 提高人体免疫力，增强体力，减少患咽炎、支气管炎、哮喘等呼吸系统疾病的概率。

步骤

■ 第1步：取简易坐姿，盘坐在垫子上，将左手放在胸部，右手放在腹部。吸气，让空气先进入腹腔填满整个腹部，然后继续吸气，尽量将胸部吸满，双手能感觉到胸部和腹部在扩张。
■ 第2步：慢慢呼气，先放松肩膀和胸部，吐出胸部废气，再放松腹部，尽量向内收缩腹部肌肉，彻底排出腹部废气。

①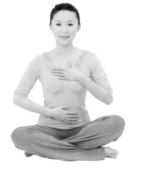

②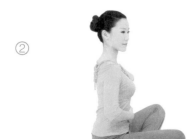

瑜º伽º与º其ºHE 瘦身运动的比较

瑜伽作为一种时尚的运动方式，之所以受到越来越多爱美女性的青睐和追捧，是因为它本身具备很多优势，而这些优势又是其他瘦身运动无法比拟的。

✳ 优势一：瑜伽注重内心的修炼和提升

瑜伽练习无论是瑜伽体式、瑜伽呼吸，还是瑜伽冥想，都讲究内心意识的参与。练习过程中，所有的杂念被抛开，意识高度集中，身体在某一特定体式下保持静止并维持一段时间，以达到身心灵的统一。其他瘦身运动的重点只是外在的动作训练，很少关注内心的修炼和提升。练过瑜伽一段时间的人都会有这样的感受，不仅身体有了很大的改观，内心也得到了潜移默化地修炼和提升。

✳ 优势二：瑜伽动作轻柔舒缓

瑜伽动作非常轻柔舒缓，在不同的瑜伽体式中，身体各部位依次舒展打开，或伸展或倾斜、或弯曲或扭转，动作的过程千变万化，动作的结果和谐流畅。和其他运动相比，瑜伽更注重保持运动的结果，在最后成形动作上保持若干呼吸，不仅有效锻炼了全身肌肉群，而且更容易掌握运动的力度，调整运动时间，真正做到运动零伤害。

此外，轻缓的瑜伽动作还能训练一个人的耐性和情商，进而恢复平和心境。许多以竞技为目的的运动，过分追求速度、重量、优胜，而瑜伽从不与人比较，追求的永远是自身的和谐与统一。

16

✳ 优势三：瑜伽既减重又塑形

和其他众多运动一样，瑜伽也能瘦身，但瘦身成功后的效果却各有不同。许多力量型运动的减肥效果也很明显，但一旦停止或疏于练习，减下去的体重很快就会反弹回来，尤其是局部瘦身。而瑜伽练习锻炼的则是全身各个部位，注重整体减肥，减重效果更持久。此外，瑜伽还能更好地塑形，这是因为大多数瑜伽动作都是模仿动植物而成，像鸽子式、舞王式、风吹树式等，多多练习能让身姿更加优美挺拔。

✳ 优势四：练习瑜伽趣味十足

对爱美的女性而言，大汗淋漓的运动常常让人心生畏惧；但如果选择出汗少、力度弱的运动，又往往达不到理想的瘦身效果。而瑜伽的动作轻柔、舒展，体式千变万化，能遵照零基础练习者的需求，从简到难逐步提升运动强度，让人充满了挑战感和成就感。而且瑜伽动作表面上看起来很"力弱"，却能逐步提升人体温度，从内而外帮助人们消耗多余热量。再加上瑜伽球、瑜伽砖、瑜伽绳这些小道具的辅助，既能帮助降低动作难度，又能给练习带来无穷的乐趣。所以相比其他减肥运动，瑜伽理应成为女性塑形的首选。

另外，瑜伽之所以趣味十足，还有一个原因在于它的平民特点。练习瑜伽不需要任何门槛和标准，也不需要具备什么天赋和技能，只要拥有一颗想练的心就能练起来，按照循序渐进的原则就能轻松学会。既可以多人练习，也可以独自练习。

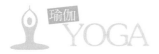

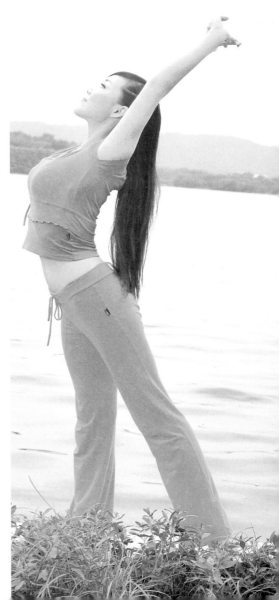

减肥塑形宜忌

高温瑜伽又称"热瑜伽"，它需要在38℃左右的室温和严格的通风系统配合下，在60分钟内完成26个固定的瑜伽姿势。高温瑜伽特别适合想要减肥塑形的瑜伽初学者练习，能直接刺激神经和肌肉系统，这其中的奥秘就在于它的温度。

❋ 快速减重

练习高温瑜伽时，室内温度是38℃～40℃，且全面封闭。人体进入这个环境后，血液循环加快，各机能处于兴奋状态，各关节结合部润滑液体分泌增加，这些客观条件的变化能让身体不需要做过多热身运动就能变柔软，迅速进入练习状态。在高温环境中练习瑜伽，能消除身体的紧张感，身体舒展开来后更利于瑜伽动作的完成。在"挥汗如雨"的过程中，身体累积的多余脂肪就逐步燃烧了。长期练习高温瑜伽，除了减肥塑形，还能缓解偏头痛、腰背痛、颈椎病、肠胃疾病等各种病痛。

❋ 练习要领

高温瑜伽作为独立的体系，练习时和常温瑜伽有所不同。练习时要注意如下动作要领：

①配合呼吸做动作

高温瑜伽中所有的体式都要在缓慢呼吸的配合下完成，正确呼吸没有特殊的要求，不要闭气即可。

②动作慢慢做

每一个体式的动作要轻缓，慢慢伸展肌肉，不要过分追求速度和时间，以防止动作过猛造成肌肉拉伤或骨折等意外事故。

③将意识集中在主要部位

练习时要将全部的注意力集中在主要锻炼的部位，仔细体会身体的感受。精神集中时大量血液会流向所锻炼的部位，燃烧此处多余脂肪。

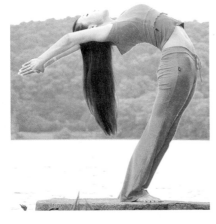

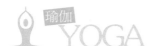

高温瑜伽
宜与忌

练习前1小时禁食

练习前2个小时不要进食，因为肠道消化食物需要充足的氧气，而身体在高温环境下血液循环加快，很可能出现缺氧现象，继而出现头晕、恶心、心动过速等症状。另外，因为高温瑜伽令体内腹腔脏器处于兴奋状态，所以在练习结束后1小时内也不要进食。

补水宜喝运动饮料

练习开始前20分钟喝一大杯水，练习过程中要适时补充水分，分时段小口饮用富含矿物质和电解质的运动饮料，不要单纯选择纯净水，因为纯净水会冲刷掉体内的矿物质，反而让身体无法储存足够的水分。

感觉不适立刻停止

练习高温瑜伽体式时，始终用鼻子呼吸，这样能过滤脏空气和有害细菌，安定情绪。一旦出现出汗过多、脱水、恶心、腹痛等症状，应马上停止练习，出去通风。

每周练习2~3次

每周练习2~3次，不需要天天练习。患有慢性疾病的人不适宜练习高温瑜伽，如心脏病、高血压、糖尿病、眼耳疾病等；感冒、发烧、月经期、身体极度疲劳时，也不适合练习高温瑜伽。

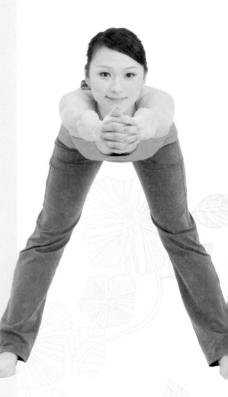

瑜♡伽♡冥♡想♡ 似睡似醒中轻松消脂

瑜伽冥想，是把注意力集中在某一特定对象之上的深思方法。当人的思维持续不断地朝一个方向行进时，似睡似醒的冥想状态就形成了。瑜伽中常用到的瑜伽冥想有两种：语音冥想和烛光冥想。

语音冥想

在所有的瑜伽冥想方法中，语音冥想是效果最直接、被接受程度也最广泛的一种冥想方式。瑜伽语音冥想又称曼特拉冥想，梵语词"曼特拉"可以分为两部分，"曼"指心灵，"特拉"是引开去，即把各种世俗的思想、忧虑、欲念、精神负担等全部抛开。

练习方法

■ 取任意舒适的坐姿，闭上双眼，做几次深呼吸调整自己。接着将注意力转移到呼吸上，每次呼气以自己感觉舒适为限度，同时配以最深沉、可以听见的声音诵念"噢姆"语音。语音应念得与呼气过程一样长，不要短暂冲口而出。这样诵念约10次，然后呼气和吸气时都在心里对自己诵念"噢姆"语音。这样反复多次，始终控制好呼吸频率。

烛光冥想

烛光冥想即"一点凝视法"练习的一种，它能帮助集中注意力，深入清除身体、精神和生命能量之外的负面能量，还能显著改善记忆力、意志力，帮助缓解焦虑的情绪，理清大脑思维。

练习方法

■ 取盘坐或跪坐姿势都可以，在距离身体一臂半左右的位置放置烛台，将点燃的蜡烛放在烛台上，蜡烛火苗和视线保持水平。凝视烛光时眼睛要放松，不要瞪眼睛，尽量不眨眼，等到感觉眼泪快要流下或者已经流下时，缓缓收回眼光，闭上眼睛。然后睁开眼睛，反复练习3～5次。

Part 2

瑜伽
热身
塑形前奏
十分钟

YOGA

基础坐姿

——轻松优雅享"瘦"

瑜伽坐姿是练习瑜伽调息和冥想前最重要的基本功，许多瑜伽体式也是从坐姿开始演变而来的。经常练习瑜伽坐姿，能充分锻炼肩部、背部、腰部、髋部、膝盖、脚踝等部位，身体在静态中就能轻松变瘦。

雷电坐

难易指数：★★☆☆☆

功效

※ 此姿势很适合瑜伽冥想，能调节情绪，让身心更和谐。

※ 有效伸展骨盆肌肉，强化消化系统功能，防治胃部疾病。

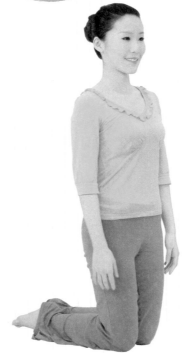

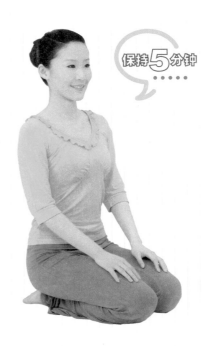

保持 **5** 分钟

1 跪立在垫子上，大腿与小腿垂直，双膝并拢，上半身保持直立，双臂在身体两侧自然下垂，小腿胫骨和双脚脚背平贴在垫子上，调整呼吸。

2 让两脚大拇指稍稍交叠，两脚跟略微分开，臀部落坐在两脚掌之间，两臂自然放松，双手轻轻放在两大腿上，保持动作约5分钟或更久。

贴心提示

练习时腰背要挺直，肩部放松，切忌将骨盆向前推。

简易坐

难易指数：★★☆☆☆

功效

※ 放松肩部，滋养背部神经，使情绪变安定，内心变平和。
※ 刺激股骨、脚踝等关节部位，能有效预防风湿、关节炎等疾病。

3 弯曲左小腿，将左脚放在右大腿下方。

1 挺直腰背坐在垫子上，双腿向前并拢伸直，双手放在身体两侧，收紧下巴。

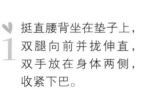

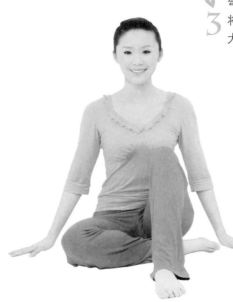

2 向上弯曲左腿，左脚掌着地，然后弯曲右小腿，将右脚放在左大腿下方。

保持10分钟

贴心提示

※ 练习过程中，头部、颈部和背部应始终保持在一条直线上，不要弯曲。

4 双手放在膝盖处，眼睛平视前方，保持姿势10分钟，然后慢慢放松双脚。

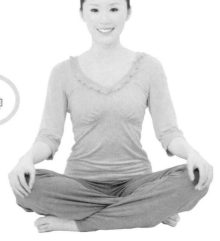

吉祥坐

难易指数：★★☆☆☆

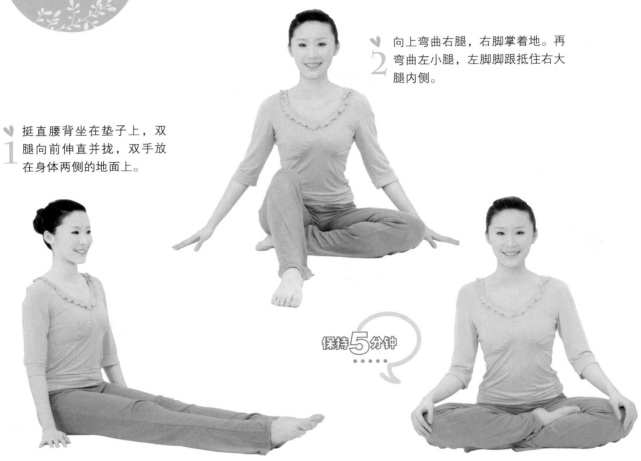

功效

※ 有效改善骨盆区域的血液循环，滋养生殖系统，同时锻炼脊柱下半段。
※ 缓解膝关节僵硬感，使两腿和两髋变柔软，整个人情绪更镇定安详。

2 向上弯曲右腿，右脚掌着地。再弯曲左小腿，左脚脚跟抵住右大腿内侧。

1 挺直腰背坐在垫子上，双腿向前伸直并拢，双手放在身体两侧的地面上。

保持5分钟

3 弯曲右膝，将右脚放在左大腿和左小腿肚之间，双手扶住两膝盖。保持动作5分钟或更久的时间，然后松开双腿。

贴心提示

患有坐骨神经痛或骶骨疾病的人不适宜练习此坐姿，久坐上班族可以多多练习。

莲花坐

难易指数：★★☆☆☆

功效

※ 灵活膝盖、脚踝等关节，增强身体柔韧性。调节内分泌，促进卵巢激素分泌。

※ 滋养腰椎和骶骨处的神经，缓解下半身肌肉紧张，降低血压，提高睡眠质量。

1 挺直腰背坐在垫子上，双腿向前并拢伸直，双手自然放在身体两侧。

2 左腿伸直不动，弯曲右腿，将右脚放在左大腿根部之上，脚跟抵住左侧小腹。

保持**5**分钟

3 弯曲左腿，将左脚放在右大腿根部之上，左脚跟抵住右侧小腹，双手扶住两膝盖。保持3~5分钟。

※ 贴心提示

莲花坐是瑜伽坐姿中最难的一种，初练者不容易做到，可以先练习其他坐姿，有一定基础后再练习此坐姿。每次练完后，松开双腿，按摩双膝、双踝和腿部，避免出现酸痛感。

坐山式

难易指数：★★☆☆☆

功效

※ 伸展腿部，有助于消除腿部多余脂肪。

※ 纠正含胸驼背现象，美化背部线条。

1 挺直腰背坐在垫子上，双腿向前并拢伸直，脚尖绷直，双手自然垂放在身体两侧，保持姿势约5分钟。

2 臀部坐在瑜伽砖上，双腿伸直不变，双手放在两大腿上，腰背直立，感觉整个人在向上提拉，保持姿势5分钟，然后按摩放松双腿。

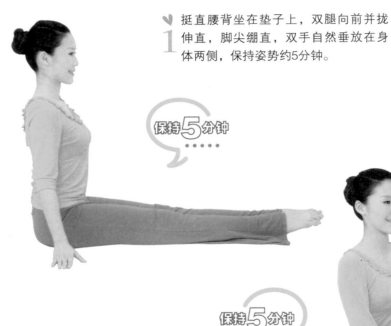

保持5分钟

保持5分钟

★注意

肩部自然下沉，腰背保持挺直。

贴心提示

练习坐山式，双腿还可以采用简易坐姿。但无论哪一种，都要保证腰背是挺直的。

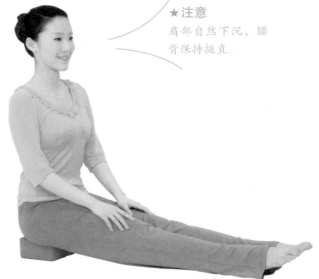

山式

难易指数：★★☆☆☆

功效

＊ 纠正弯腰驼背等不良姿势，拉伸脊柱，让人变得挺拔、轻盈。

＊ 调整自律神经系统，让人精神愉悦，思维敏捷。

重*复*次*数
8次

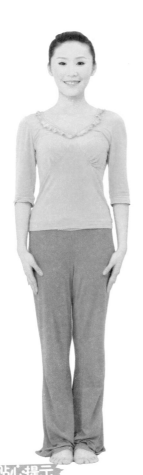

1 挺直腰背站立在垫子上，双腿并拢伸直，两脚跟和两大脚趾靠拢在一起，同时伸展所有的脚趾，平贴在地面上，双手自然垂放在身体两侧，调匀呼吸。

2 深呼吸，收腹、挺胸、紧臀，并且让脊柱一节一节地向上伸展，颈部放松，双肩下沉，将身体重心分布在两脚掌上，感受脊柱的拉伸。

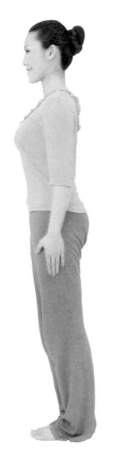

＊贴心提示

山式是瑜伽中最常见、最基本的站姿，许多瑜伽体式都是以此姿势为基础的。练习时若配合瑜伽呼吸，运动效果更佳。

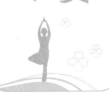

基础站姿

——美女就要站得有型有款

瑜伽基础站姿能提高身体的平衡感和协调性，增强腿部的柔韧性以及踝、膝、髋关节的灵活性。女性经常练习瑜伽站姿，能纠正耸肩、弯腰、驼背等不良体态，让自己的站姿更加有型得体，并能提升个人整体气质。

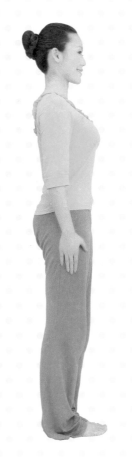

站立抱膝式

难易指数：★ ★ ★ ☆ ☆

功效

✳ 灵活髋部，缓解下背部紧张以及僵硬感。拉伸大腿后侧肌肉群，消除萝卜腿。

✳ 按摩和刺激消化器官，防治胃胀、胃痛等病症。

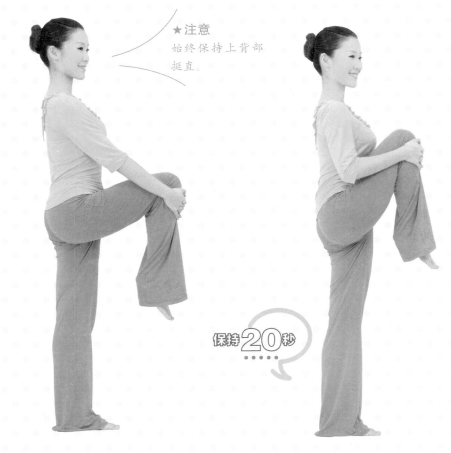

★注意
始终保持上背部挺直。

保持20秒

1 山式站立，双手放在身体两侧，眼睛平视前方，调整呼吸。

2 左腿姿势不变，向上弯曲右腿，双手交叉握住右膝，右脚脚尖绷直，指向地面。

3 双手向胸部方向用力，带动右大腿及右膝贴近胸部，保持姿势20秒。

4 放下右腿，恢复山式站立。
右腿伸直不变，向上弯曲左
腿，双手交叉抱住左膝。

8次

保持20秒

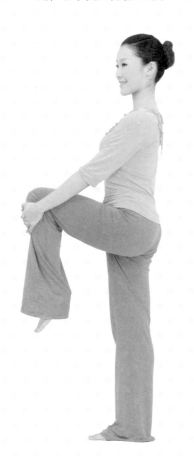

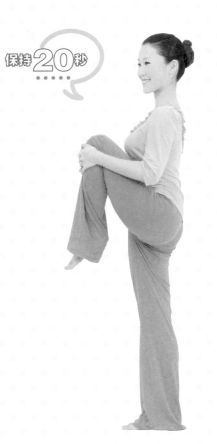

6 松开双手，慢慢放下左腿，双
腿轻轻抖动，双手按摩两大
腿，放松休息。

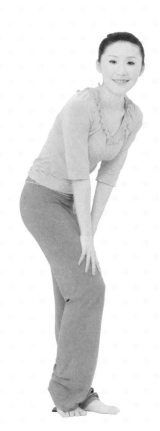

5 弯曲手肘，双臂用力，慢慢将
左大腿和左膝拉近胸部，保持
姿势20秒。

贴心提示

练习时，站立的那条腿要始终保持直
立，膝盖不要弯曲，并维持好身体平衡。

树式

难易指数：★★★★☆

❋ 加强大腿、小腿以及臀部肌肉力量，增加身体平衡感。
❋ 有效拉伸身体各关节，有利于塑造优美的体态和形体。

❥ 1 山式站立，双手在身体两侧自然下垂，眼睛平视前方，调整呼吸。

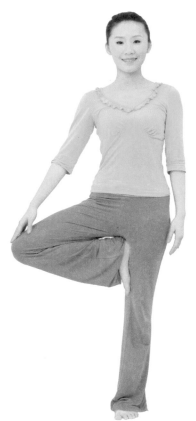

❥ 2 吸气，弯曲右膝，将右脚抬至会阴部，右脚掌抵住左大腿根部内侧，身体重心移至左腿，左脚牢牢抓住垫面，右手放在右膝盖处，保持好身体平衡。

指尖指向天空——

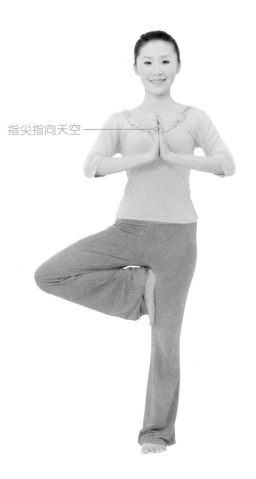

❥ 3 呼气，弯曲手肘，双手在胸前合十，两小臂端平。

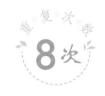

保持20秒

5 放下右腿，抖动双腿休息片刻后，换另一条腿再重复一次动作。

重复次数 8次

4 深呼吸，合十的双手慢慢向头顶上方伸展，保持姿势20秒。

降低难度

如果感觉脚部姿势困难，可将脚心贴在另一条腿的膝盖处，上半身的姿势不变，这样会相对简单得多。

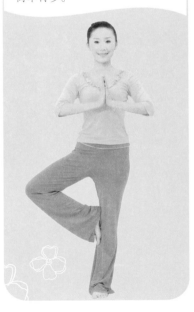

贴心提示

初学者练习此动作时，要由易到难，循序渐进，保证每次站立时身体不摇晃。

基础热身

——提升体温快乐修炼

在正式练习瑜伽体式之前，先进行5～10分钟的基础热身运动，能有效改善身体末端的血液循环，让身体各部位和关节变得柔软、更富有弹性，从而让身体更加轻松自如地完成各种瑜伽体式，减少受伤的可能性。

功效

❋ 可以缓解颈部的僵硬感，减少颈椎疼痛，并预防颈椎病。

❋ 提前给颈部热身，可以避免瑜伽体式练习过程中颈部受伤。

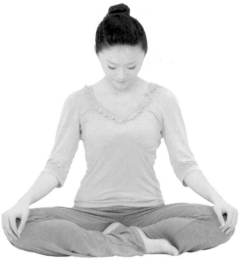

❤ 1 挺直腰背坐在垫子上，弯曲左膝，将左脚放在右大腿内侧，右脚放在左小腿外侧的地面上。双手扶住两膝，低头，让下巴尽量靠近前胸，拉伸颈部后侧肌肉。

重复次数 2～3 次

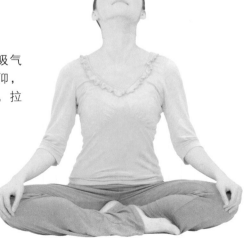

❤ 2 头部慢慢回正，吸气时头部尽量向后仰，眼睛看向天花板，拉伸颈部前侧肌肉。

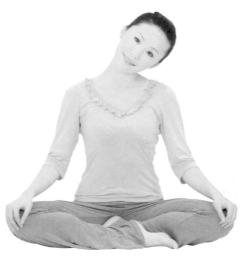

3 呼气时头部慢慢回正，吸气，头部倒向身体左侧，拉伸右侧颈部肌肉。

保持10秒

4 呼气时头部回正，再慢慢倒向右侧，拉伸左侧颈部肌肉。

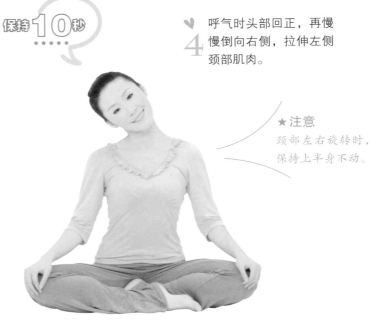

★注意
颈部左右旋转时，保持上半身不动。

6 头部回正后，再按逆时针方向匀速且缓慢地转动一圈。

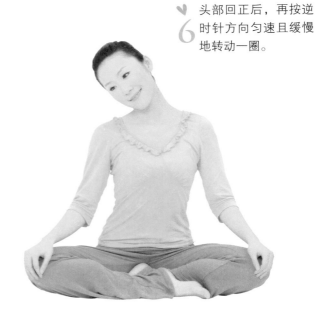

5 保持缓慢的呼吸，将前后左右四个点连接，头颈部沿顺时针方向转一圈。

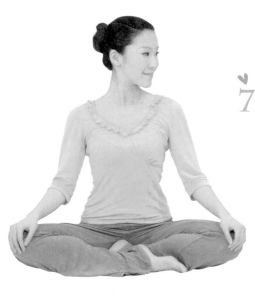

7 肩部不动，头部向左转90°，眼睛看向左肩的方向。

保持10秒

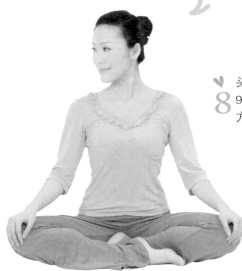

8 头部回正后，向右转90°，眼睛看向右肩的方向。保持10秒。

9 做完一组动作后活动下脖子，再做一次练习。

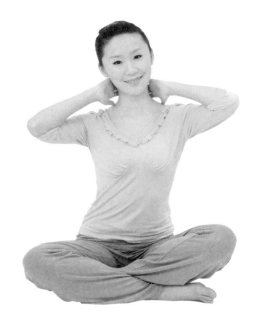

贴心提示

颈部在旋转过程中要保持匀速，注意幅度不要过大，动作不要过猛，以免颈部受伤。

手腕推转活动

难易指数：★★☆☆☆

功效

☀ 活动腕关节，使手腕动作更灵活。

☀ 有效消除手腕酸、胀、麻、痛等不适感。

1 取任意简单坐姿，腰背挺直，双臂在胸前平举，与肩同高。双手手腕向下，指尖垂直指向地面。

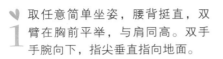

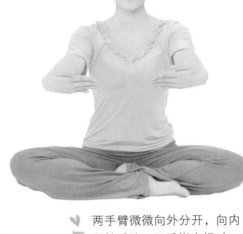

3 两手臂微微向外分开，向内翻转手腕，双手指尖相对。

2 翻转手心向上，双手指尖指向天空。

重复次数 **2次**

★注意

两手掌要在一个平面内

4 同时向外180°翻转两掌心。

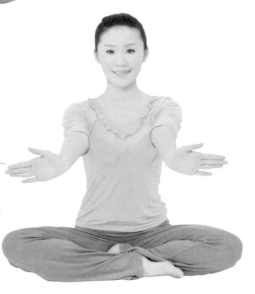

35

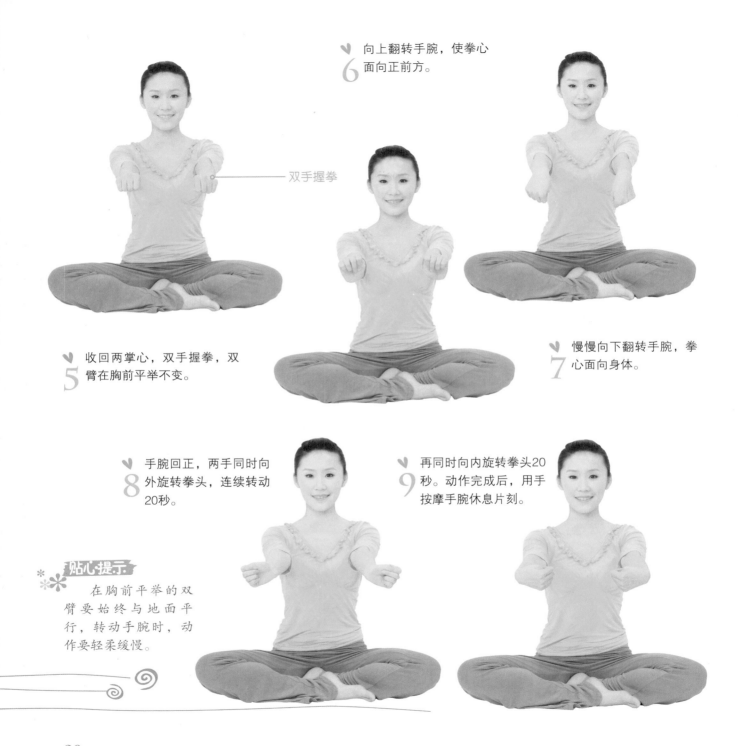

6 向上翻转手腕，使拳心面向正前方。

双手握拳

5 收回两掌心，双手握拳，双臂在胸前平举不变。

7 慢慢向下翻转手腕，拳心面向身体。

8 手腕回正，两手同时向外旋转拳头，连续转动20秒。

9 再同时向内旋转拳头20秒。动作完成后，用手按摩手腕休息片刻。

*❋ 贴心提示

在胸前平举的双臂要始终与地面平行，转动手腕时，动作要轻柔缓慢。

肩部扩展活动

难易指数：★ ★ ☆ ☆ ☆

功效

※ 缓解肩部酸痛感和僵硬感，全面放松双肩。同时还能加快肩背部血液循环。

※ 让双肩充分活动，利于瑜伽体式的练习。

3 两手臂带动双肩向上划圈，使肩部打开到最大程度。

2 双手指尖不动，双臂绕至胸前，两手肘相对。

1 取简易坐姿，腰背挺直，双手指尖轻轻搭在肩部，两大臂与地面平行，眼睛正视前方。

重复次数

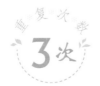

3 次

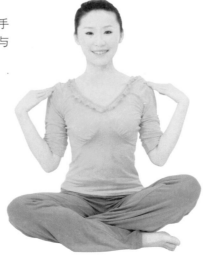

★注意
用手肘尖尽量绕最大的圆弧。

4 双肘带动双臂按顺时针转动，转动时尽量用手肘尖绕最大的圆弧。双臂顺时针转动4圈后，再逆时针转动4圈。

手臂
旋转活动

难易指数：★★★☆☆

功效

※ 全面拉伸手臂关节，锻炼手臂肌肉，美化手臂线条。

※ 使瑜伽体式中手臂的拉伸动作做得更到位，避免手臂拉伤。

2 吸气，双手离开膝盖，双臂在体前交叉，左手在下，右手在上。

3 吸气，双手十指交叉相握。

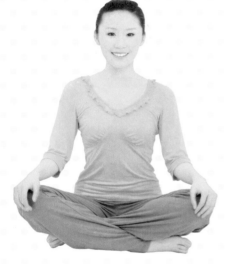

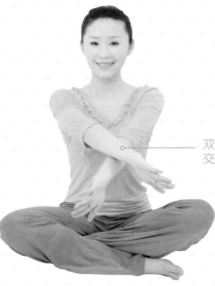

双臂在体前交叉

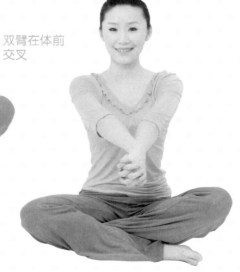

1 简易坐姿，眼睛看向前方，调整呼吸。

贴心提示

练习时腰背要始终挺直，手臂旋转的幅度以自己感觉舒适为准，不要过分勉强。

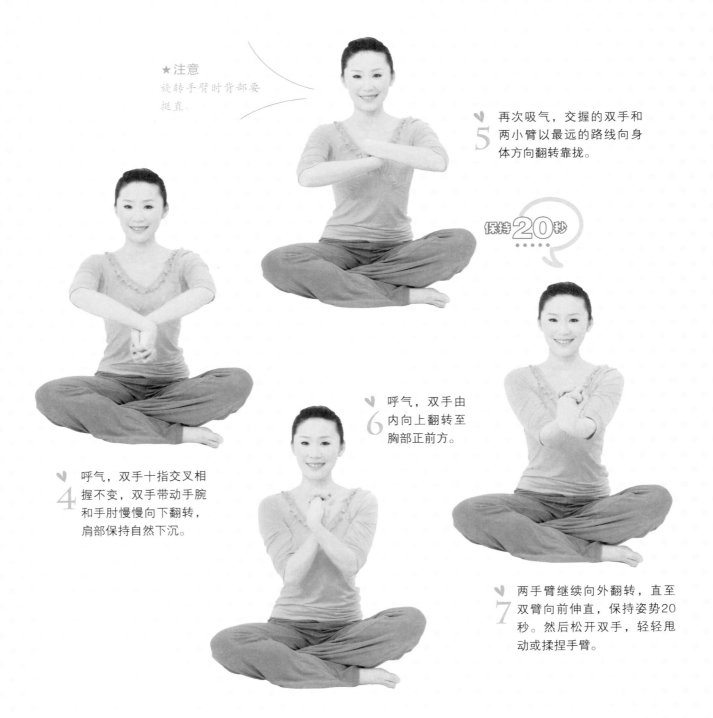

★注意
旋转手臂时背部要
挺直。

5 再次吸气，交握的双手和两小臂以最远的路线向身体方向翻转靠拢。

保持20秒

4 呼气，双手十指交叉相握不变，双手带动手腕和手肘慢慢向下翻转，肩部保持自然下沉。

6 呼气，双手由内向上翻转至胸部正前方。

7 两手臂继续向外翻转，直至双臂向前伸直，保持姿势20秒。然后松开双手，轻轻甩动或揉捏手臂。

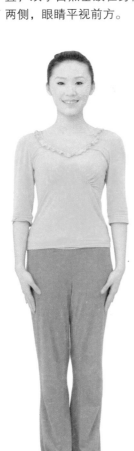

腿部前踢活动

难易指数：★★☆☆☆

功效

❋ 锻炼双腿柔韧性，消除大腿内侧赘肉。

❋ 灵活膝关节，减少瑜伽体式练习中腿部受伤的可能性。

1 山式站立，双腿并拢伸直，双手自然垂放在身体两侧，眼睛平视前方。

保持10秒

保持10秒

2 双手叉腰，左腿伸直不动，右腿向身体正前方伸出，保持姿势10秒。

3 保持身体直立，右腿尽量向身体正后方伸展，保持姿势10秒。

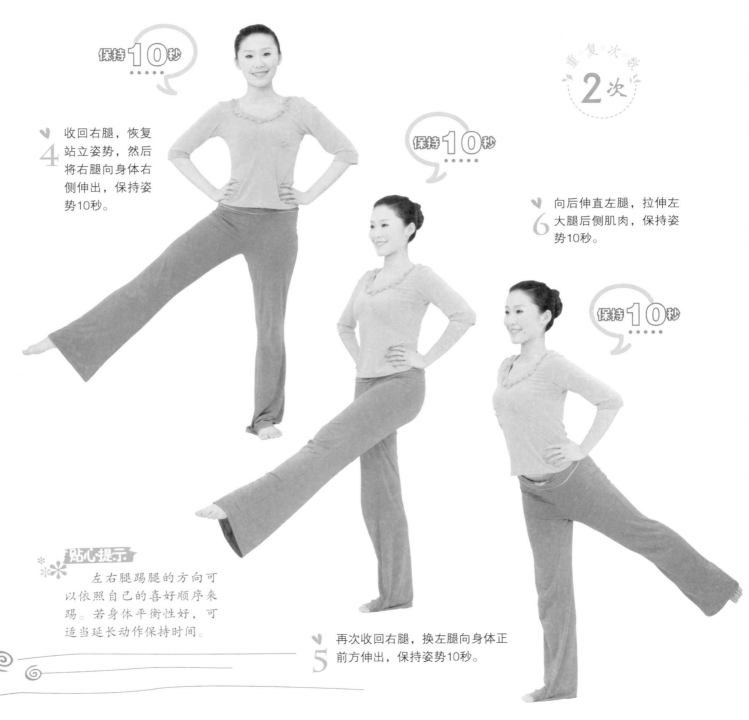

保持10秒

重复次数 2次

4 收回右腿，恢复站立姿势，然后将右腿向身体右侧伸出，保持姿势10秒。

保持10秒

6 向后伸直左腿，拉伸左大腿后侧肌肉，保持姿势10秒。

保持10秒

*❋贴心提示
　左右腿踢腿的方向可以依照自己的喜好顺序来踢。若身体平衡性好，可适当延长动作保持时间。

5 再次收回右腿，换左腿向身体正前方伸出，保持姿势10秒。

腰腹部扭转活动

难易指数：★★★☆☆

功效

※ 增强腰部的灵活性、柔韧性，缓解腰部酸痛。
※ 挤压按摩腹部，减少腹部多余脂肪，平坦小腹。

重复次数 **3次**

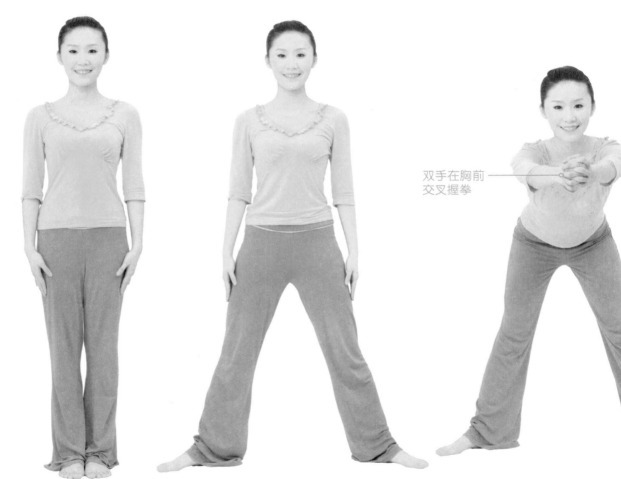

双手在胸前交叉握拳

1 山式站立，双手放在身体两侧，眼睛平视前方。

2 双腿分开一肩宽，腰背挺直，双脚脚尖向外打开。

3 双手在胸前交叉握拳，以腰腹部为轴点，双臂带动上半身慢慢向下俯身。

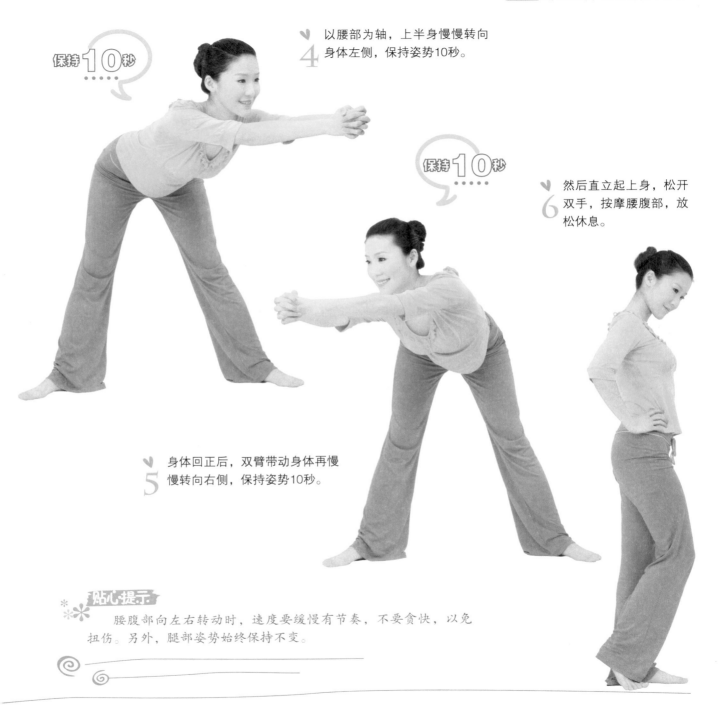

保持**10**秒

以腰部为轴，上半身慢慢转向
4 身体左侧，保持姿势10秒。

保持**10**秒

然后直立起上身，松开
6 双手，按摩腰腹部，放
松休息。

身体回正后，双臂带动身体再慢
5 慢转向右侧，保持姿势10秒。

✳ ❋ **贴心提示**

　　腰腹部向左右转动时，速度要缓慢有节奏，不要贪快，以免
扭伤。另外，腿部姿势始终保持不变。

脚踝活动

难易指数：★★☆☆☆

❋ 灵活踝关节，放松紧张的脚踝。加快足底和脚踝处血液循环速度，迅速暖身。

❋ 强健小腿肌肉，避免练习过程中脚踝和足部受伤，有利于瑜伽体式的练习。

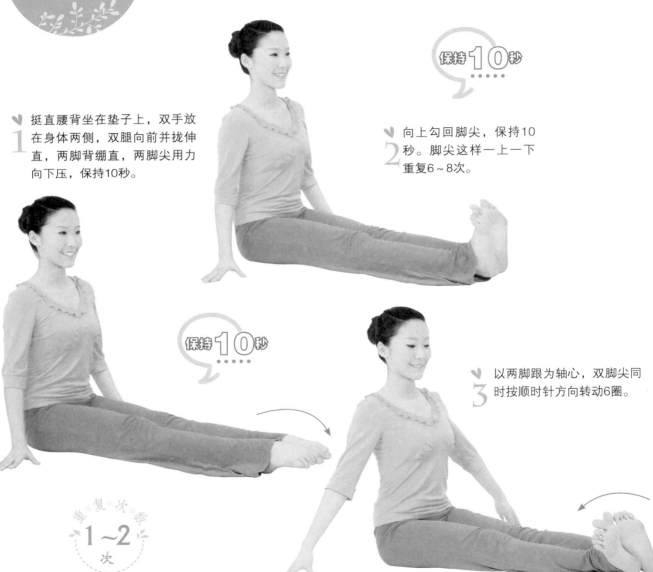

保持10秒

1 挺直腰背坐在垫子上，双手放在身体两侧，双腿向前并拢伸直，两脚背绷直，两脚尖用力向下压，保持10秒。

2 向上勾回脚尖，保持10秒。脚尖这样一上一下重复6~8次。

保持10秒

重复次数 1~2 次

3 以两脚跟为轴心，双脚尖同时按顺时针方向转动6圈。

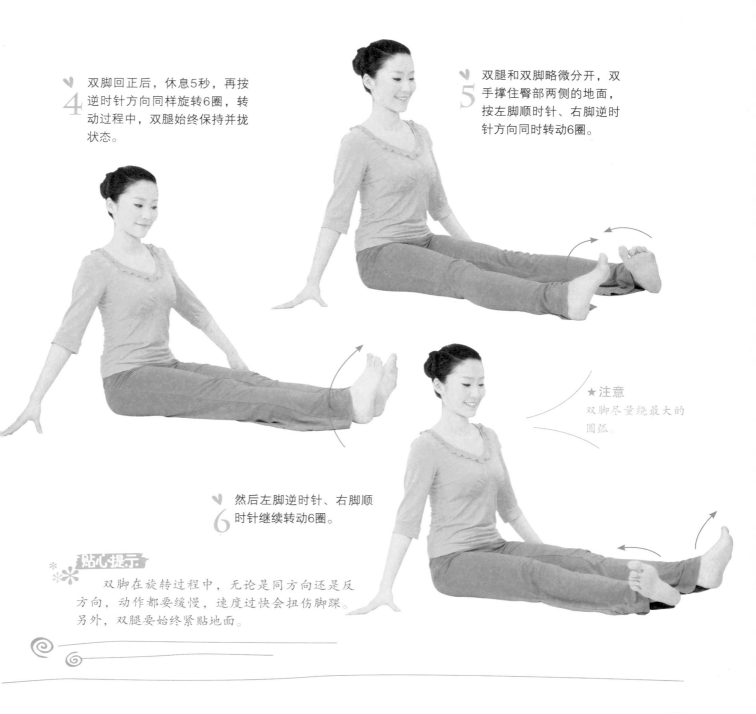

4 双脚回正后，休息5秒，再按逆时针方向同样旋转6圈，转动过程中，双腿始终保持并拢状态。

5 双腿和双脚略微分开，双手撑住臀部两侧的地面，按左脚顺时针、右脚逆时针方向同时转动6圈。

6 然后左脚逆时针、右脚顺时针继续转动6圈。

★注意
双脚尽量绕最大的圆弧。

贴心提示

双脚在旋转过程中，无论是同方向还是反方向，动作都要缓慢，速度过快会扭伤脚踝。另外，双腿要始终紧贴地面。

拜日式

难易指数：★★★☆☆

功效

※ 有效舒展全身关节和肌肉，增强身体柔韧性，全方位滋养身体各脏器。

※ 调整自律神经，预防各种神经系统、内分泌系统疾病。

重复次数 **2次**

2 后仰式。吸气，双臂向头顶上方伸展，带动上半身慢慢向后仰，直到弯曲到身体极限处，同时向前推出髋关节。

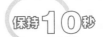

保持 **10秒**

3 前屈式。双臂带动身体慢慢恢复站立姿势，双腿保持伸直，上半身继续向前向下倾，双手撑住双脚前方的地面，头部自然下垂，保持姿势10秒。

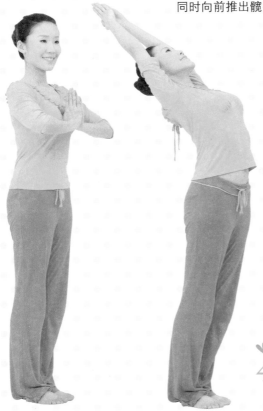

4 骑马式。吸气，弯曲双膝，呼气，左腿向前跨一步，左小腿与地面垂直，右腿尽量向后伸展。双手交叠放在左膝上，腰背挺直，胸部尽量向外扩展，眼睛看向前方。

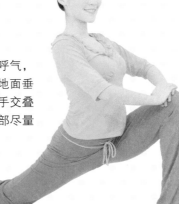

1 祈祷式。腰背挺直站立在垫子上，双腿并拢伸直，双手在胸前合十，眼睛平视前方，均匀呼吸。

5 斜板式。上半身向前倾，双手撑地，双臂伸直，左腿向后伸展，与右腿并拢，两膝盖绷直，两脚尖点地，用双臂和双脚支撑全身重量，身体成一条直线，保持姿势10秒。

保持10秒

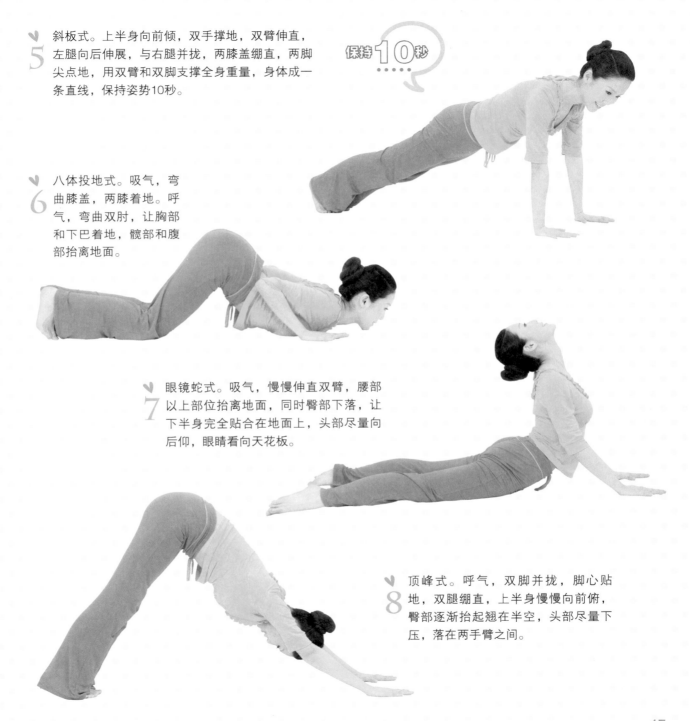

6 八体投地式。吸气，弯曲膝盖，两膝着地。呼气，弯曲双肘，让胸部和下巴着地，髋部和腹部抬离地面。

7 眼镜蛇式。吸气，慢慢伸直双臂，腰部以上部位抬离地面，同时臀部下落，让下半身完全贴合在地面上，头部尽量向后仰，眼睛看向天花板。

8 顶峰式。呼气，双脚并拢，脚心贴地，双腿绷直，上半身慢慢向前俯，臀部逐渐抬起翘在半空，头部尽量下压，落在两手臂之间。

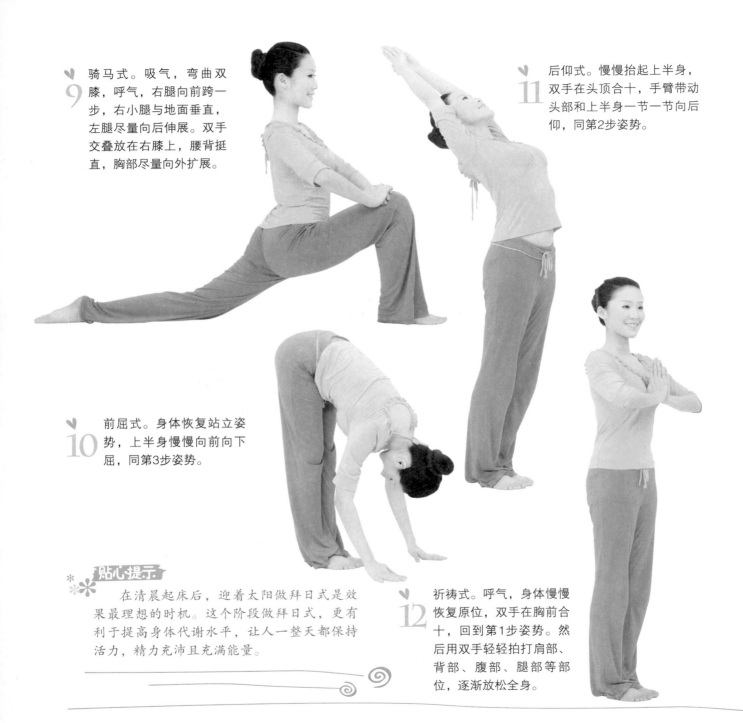

9 骑马式。吸气，弯曲双膝，呼气，右腿向前跨一步，右小腿与地面垂直，左腿尽量向后伸展。双手交叠放在右膝上，腰背挺直，胸部尽量向外扩展。

11 后仰式。慢慢抬起上半身，双手在头顶合十，手臂带动头部和上半身一节一节向后仰，同第2步姿势。

10 前屈式。身体恢复站立姿势，上半身慢慢向前向下屈，同第3步姿势。

*✽✽ 贴心提示.

在清晨起床后，迎着太阳做拜日式是效果最理想的时机。这个阶段做拜日式，更有利于提高身体代谢水平，让人一整天都保持活力，精力充沛且充满能量。

12 祈祷式。呼气，身体慢慢恢复原位，双手在胸前合十，回到第1步姿势。然后用双手轻轻拍打肩部、背部、腹部、腿部等部位，逐渐放松全身。

Part 3

优雅
塑形
逐步打造
完美身材

乐活
修身
瑜伽

——乐活修身一组

本组瑜伽招式从最简单的动作开始，对全身上下进行活动与伸展，在强化面部肌肉的同时，对背部、腰部、腹部也进行了适当的锻炼，唤醒身体运动机能，为接下来的进一步练习做好了身体准备。

花环式

难易指数：★ ★ ★ ☆ ☆

❀ 瘦脸 ❀

功效

❋ 增加头部供氧量，塑造紧实的脸部线条。
❋ 有效锻炼背部和颈部，缓解肩背部僵硬及酸痛的感觉。
❋ 按摩腹腔内脏器，缓解便秘、消化不良等症状。

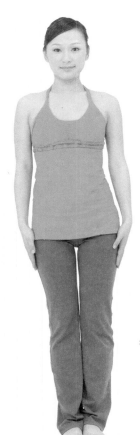

1 山式站立，双手垂放在身体两侧，眼睛平视前方，调整呼吸。

2 吸气，双臂向前平举，与肩同高，掌心向下。两脚脚后跟相对，脚尖向两侧打开。

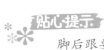

贴心提示

脚后跟要始终保持贴地状态，才能有效拉伸腿部跟腱。整个背部和头部尽量向下屈，让整个身体呈美丽的花环状。

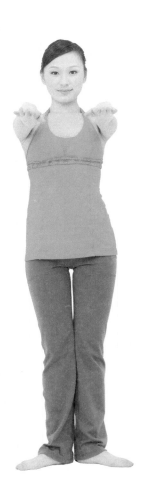

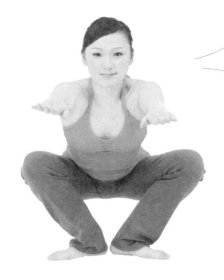

★**注意**
双臂始终与地面保持平行

重复次数
3次

3　呼气，双脚姿势不变，身体慢慢向下蹲，双膝向两侧打开，手臂与地面保持平行。

4　身体下蹲至极限位置，上半身向前屈，落在弯曲的两腿之间，双手经双膝绕至小腿后握住两脚踝。

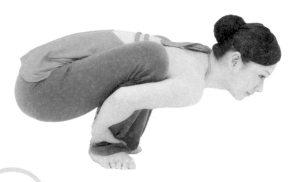

保持**20**秒

5　上半身继续俯身向下，直到额头触碰垫子，保持姿势20秒。然后取任意坐姿，按摩腿部、肩部等部位放松休息。

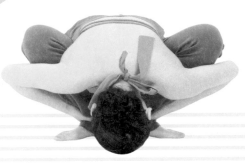

狮子一式

难易指数：★★☆☆☆

功效

※ 强化训练面部肌肉，有很好的瘦脸功效。

※ 减少面部皱纹，使皮肤更有光泽和弹性。延缓面部肌肤衰老，预防皮肤松弛下垂。

重复次数 4次

1 跪坐在垫子上，臀部落在脚后跟，腰背挺直，双手放在身体两侧，指尖点地，调匀呼吸。

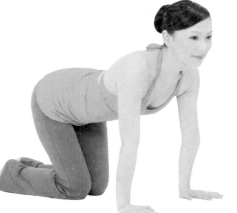

2 吸气，上半身慢慢向前倾，臀部离开脚后跟，双手五指张开，撑在膝盖前方的垫子上。

3 呼气，抬头，塌腰，像威猛的狮子一样睁圆双眼，眼睛注视两眉之间的中点，嘴巴张开，舌头尽量向外伸，同时发出"啊啊"的狮吼声，保持姿势20秒。然后取任意坐姿放松休息。

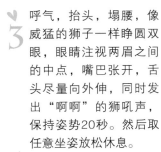

保持20秒

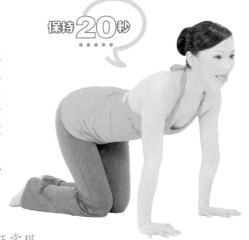

  贴心提示

动作完成后，眼睛和舌头根部会有酸胀的感觉，这是正常现象。闭上双眼，静坐休息一会儿就能缓解。

❀ 美背 ❀

猫伸展式

难易指数：★★ ☆ ☆ ☆

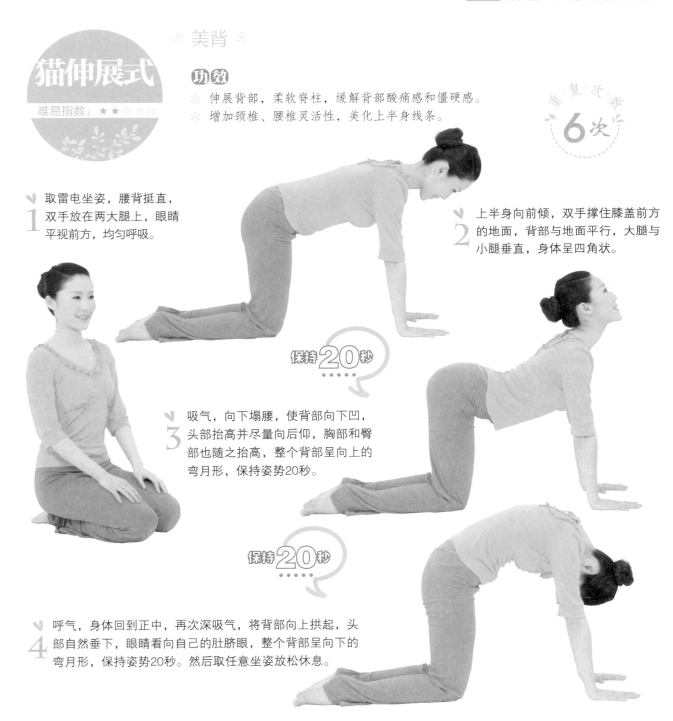

功效

❋ 伸展背部，柔软脊柱，缓解背部酸痛感和僵硬感。

❋ 增加颈椎、腰椎灵活性，美化上半身线条。

重复次数 6次

1 取雷电坐姿，腰背挺直，双手放在两大腿上，眼睛平视前方，均匀呼吸。

2 上半身向前倾，双手撑住膝盖前方的地面，背部与地面平行，大腿与小腿垂直，身体呈四角状。

保持20秒

3 吸气，向下塌腰，使背部向下凹，头部抬高并尽量向后仰，胸部和臀部也随之抬高，整个背部呈向上的弯月形，保持姿势20秒。

保持20秒

4 呼气，身体回到正中，再次深吸气，将背部向上拱起，头部自然垂下，眼睛看向自己的肚脐眼，整个背部呈向下的弯月形，保持姿势20秒。然后取任意坐姿放松休息。

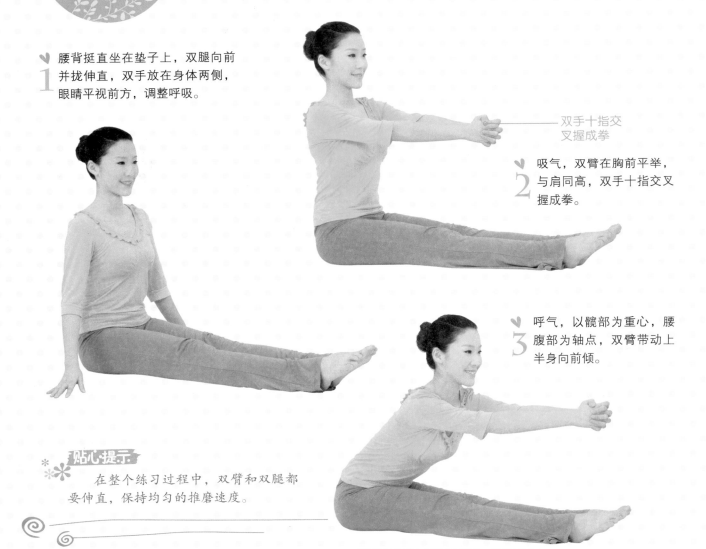

磨豆式

难易指数：★★☆☆☆

❀ 收腹 ❀

功效

※ 锻炼腰腹部肌肉，充分燃烧腹部多余脂肪，让小腹变平坦。

※ 促进骨盆区域血液循环，有效缓解痛经、月经不调等症。

1 腰背挺直坐在垫子上，双腿向前并拢伸直，双手放在身体两侧，眼睛平视前方，调整呼吸。

双手十指交叉握成拳

2 吸气，双臂在胸前平举，与肩同高，双手十指交叉握成拳。

3 呼气，以髋部为重心，腰腹部为轴点，双臂带动上半身向前倾。

贴心提示

在整个练习过程中，双臂和双腿都要伸直，保持均匀的推磨速度。

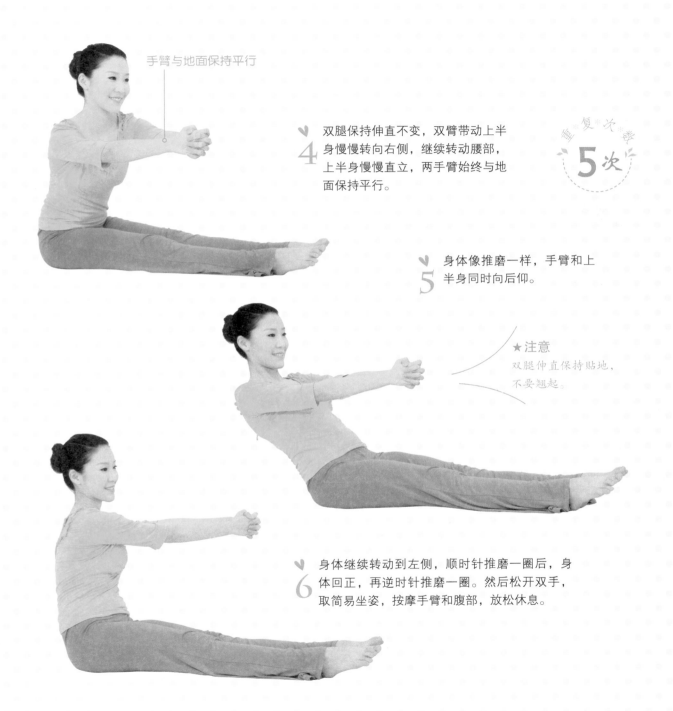

手臂与地面保持平行

4 双腿保持伸直不变，双臂带动上半身慢慢转向右侧，继续转动腰部，上半身慢慢直立，两手臂始终与地面保持平行。

重*复*次*数
5次

5 身体像推磨一样，手臂和上半身同时向后仰。

★**注意**
双腿伸直保持贴地，不要翘起。

6 身体继续转动到左侧，顺时针推磨一圈后，身体回正，再逆时针推磨一圈。然后松开双手，取简易坐姿，按摩手臂和腹部，放松休息。

蝴蝶式

难易指数：★★ ☆ ☆ ☆

❀ 纤腰 ❀

功效

❋ 收紧腰腹部，燃烧腰部多余脂肪，伸展背部，滋养脊柱，促进背部血液循环。

❋ 紧实大腿内侧肌肉，灵活膝关节和踝关节，美化腿形。

1 腰背挺直坐在垫子上，双腿向前并拢伸直，双手放在身体两侧，眼睛平视前方，调整呼吸。

2 吸气，弯曲双膝，两脚脚心相对，双手握住两脚尖，将脚后跟尽量拉近会阴处，双腿向两侧打开。

3 呼气，双腿用力，将双膝尽量下压，然后再抬起，再下压，让双腿像蝴蝶翅膀一样，上下扇动50次。之后松开双手和双腿，按摩大腿内侧肌肉，放松休息。

重复次数
2~3
次

  贴心提示

双腿抖动的次数没有确切规定，可依照个人体力和兴趣增减。

鸽子式

难易指数：★ ★ ★ ☆ ☆

❀ 塑胸 ❀

功效

❋ 锻炼胸部肌肉，使胸部更有曲线美。

❋ 伸展手臂、腿部、髋部、腰腹部和肩部，使整个身姿更优美。

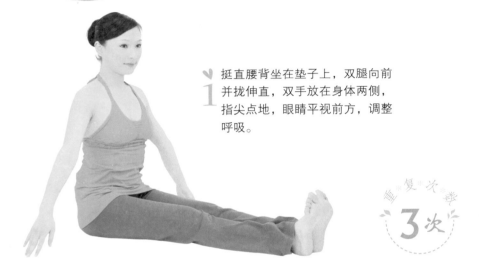

1 挺直腰背坐在垫子上，双腿向前并拢伸直，双手放在身体两侧，指尖点地，眼睛平视前方，调整呼吸。

重复次数 **3**次

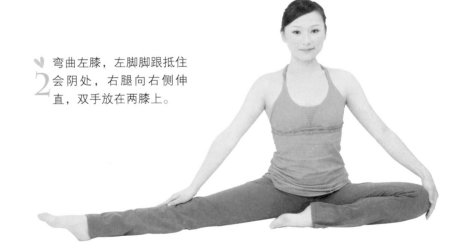

2 弯曲左膝，左脚脚跟抵住会阴处，右腿向右侧伸直，双手放在两膝上。

初·级·篇
乐活修身
瑜伽

——乐活修身二组

本组瑜伽招式进一步活动身体，在保持头部充足血液循环的基础上，对手臂、颈部、背部、腹部都进行了良好的拉伸，不仅能缓解身体疲劳，而且还能滋养身体各处的神经系统，并对肌肉进行按摩，在轻松运动的同时起到修身的作用。

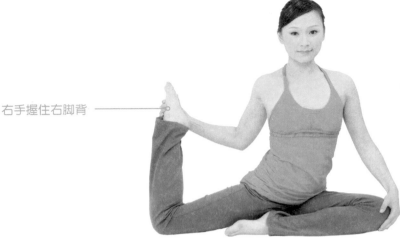

右手握住右脚背

吸气，弯曲右腿和右手臂，
3 右手握住右脚背，右小腿与
地面垂直。

保持**20**秒

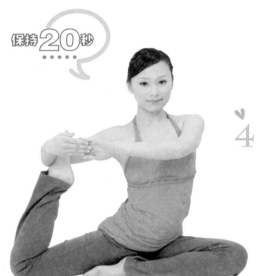

呼气，用右手肘内侧揽住右脚
4 背，右小臂绕至右小腿前方，左
手臂抬至胸前端平，双手手指交
叠，保持姿势20秒。松开双手，
放下右腿，恢复初始姿势，休息
片刻后，换另一侧重复动作。

 贴心提示

练习时始终保持背部挺直，腰腹部及臀部收紧。

增加难度

右手肘内侧扣住右脚背后，
右小臂朝上，抬起左臂在头部后
方弯曲，双手十指相扣，上半身
微微向左转，眼睛看向左上方。

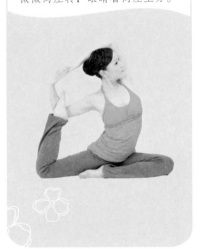

顶峰式

难易指数：★★★★☆

❧ 瘦脸 ❧

功效

※ 促进面部血液循环，减少毒素堆积，消除面部浮肿，塑造紧致的小V脸。
※ 锻炼腿部肌肉，拉伸大腿和小腿韧带，消除腿部酸胀感，美化腿部线条。

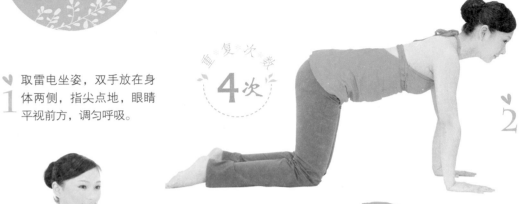

重复次数 4次

1 取雷电坐姿，双手放在身体两侧，指尖点地，眼睛平视前方，调匀呼吸。

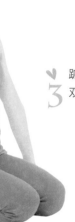

2 臀部慢慢离开脚后跟，上半身向前俯身，双手撑地，双臂伸直，背部与地面平行，大腿与地面垂直，身体呈四角状。

3 踮起脚尖，向上抬起双腿，双膝离地，臀部向上翘起。

保持20秒

4 双臂支撑身体重量，双腿慢慢伸直，脚后跟着地，臀部尽量向上抬高。两手臂绷直，上半身向下压，头部落在两臂之间，眼睛看向双脚的方向，整个身体呈倒"V"形，保持姿势20秒。然后回到初始跪坐姿势，放松休息。

蜥蜴式

难易指数：★★★☆☆

功效

* 缓解颈部疲劳，锻炼颈部前后侧肌肉。
* 滋养脊背神经，消除背部多余脂肪，使背部更柔美挺拔。

重复次数 **4**次

1 取雷电坐姿，双手放在身体两侧，眼睛平视前方，调整呼吸。

2 上半身向前屈，臀部离开脚后跟，双手撑地，背部与地面平行，大腿与小腿垂直，身体呈四角状。

3 吸气，弯曲两手肘互抱，将交叠的两小臂放在头部下方的地面上，背部微微向下压。

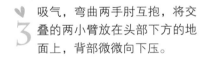

保持**20**秒

4 呼气，胸部和腹部继续向下压，让胸部尽量贴近地面，头部放在两手臂之间，额头点地，臀部向上翘起，保持姿势20秒。然后伸直双腿，呈俯卧姿势放松休息。

全蝗虫式

难易指数：★★☆☆☆

❀ 美背 ❀

功效

※ 挤压背部，消除背部多余脂肪，同时增加腰背部力量，强健腰背部肌肉群。

※ 拉伸两臂及两腿肌肉，消除大腿和手臂处赘肉，并让胸部变得挺拔有型。

1 俯卧在垫子上，双手放在身体两侧，手心向上，下巴点地，双腿尽力向后拉伸，感觉整个身体都被拉长了。

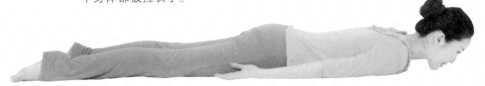

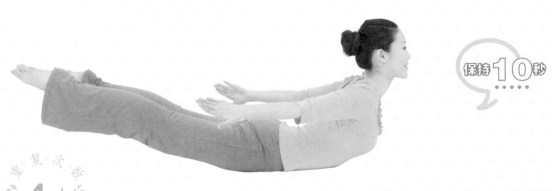

保持10秒 ·····

重复次数 4次

2 吸气，利用腰腹部力量，将头部、肩部、胸部、双臂和双腿同时向上抬起，尽量抬高手臂和双腿，只留腹部着地，让整个身体呈半圆弧形，眼睛看向上方，保持姿势10秒。

3 缓慢放下抬起的部位，呈仰卧姿势，双手放在腹部，闭上眼睛，放松全身。

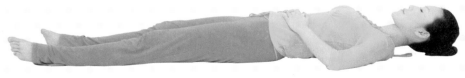

贴心提示

向上抬起的双臂和双腿都要保持伸直状态。

弓 式

难易指数：★★★☆☆

✿ 收腹 ✿

功效

❋ 充分挤压、按摩腹部肌肉，对消除腹部顽固脂肪非常有效。还能美化腿部线条。

❋ 有效拉伸脊柱，加强脊柱锻炼，增加脊柱的柔韧性和灵活性，预防脊椎疾病。

1 俯卧在垫子上，下巴点地，双手放在身体两侧，手心向上，双腿伸直，分开约两个拳头的距离，调匀呼吸。

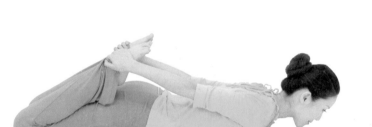

2 吸气，双腿向上弯曲，双手分别抓住两脚脚踝，让脚后跟尽量靠近臀部。

重复次数 4次

保持20秒

3 呼气，腰腹部和双臂用力，将头部、肩部和胸部依次抬离地面，同时拉动双腿向上，膝盖和大腿也离地，只留腹部着地，整个身体呈弓形，保持姿势20秒。然后松开双手，慢慢将身体恢复成俯卧姿势，放松休息。

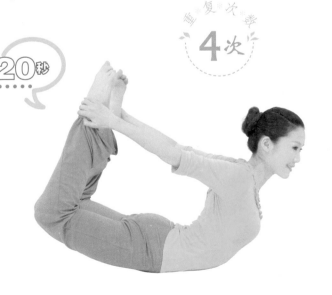

❋ 贴心提示

高血压、低血压患者，以及腹部、颈部受伤者，都不适宜练习此体式。

眼镜蛇扭转式

难易指数：★★★☆☆

❀ 细颈 ❀

功效

✽ 伸长、扭转颈脖有助于消除颈部细纹，美化颈部线条，滋养和按摩腹内脏器。

✽ 调节脊柱神经，消除背部酸痛，缓解身体疲劳感，纠正弯腰驼背等不良体态。

初·级·篇
乐活修身
瑜伽

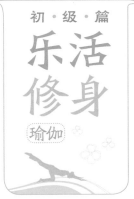

——乐活修身三组

本组瑜伽招式保持脑部充足的供氧量，在此前提下对身体的运动强度进一步加强，重点强调对肌肉的拉伸与按摩，促进局部血液循环，从而帮助毒素排出。

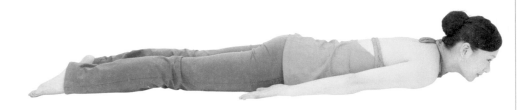

1 俯卧在垫子上，双腿分开约两个拳头的距离，双手放在身体两侧，掌心向上，下巴点地，调整呼吸。

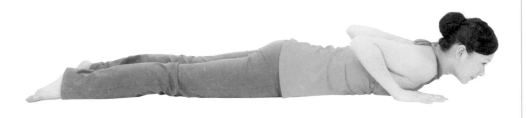

2 吸气，弯曲两手肘，双手放在肩部正下方，掌心撑地。

重复次数 **2次**

※ 贴心提示

下背部若有疾患，练习时可将双腿略微分开，以减轻上半身扭转时对下背部的压力。

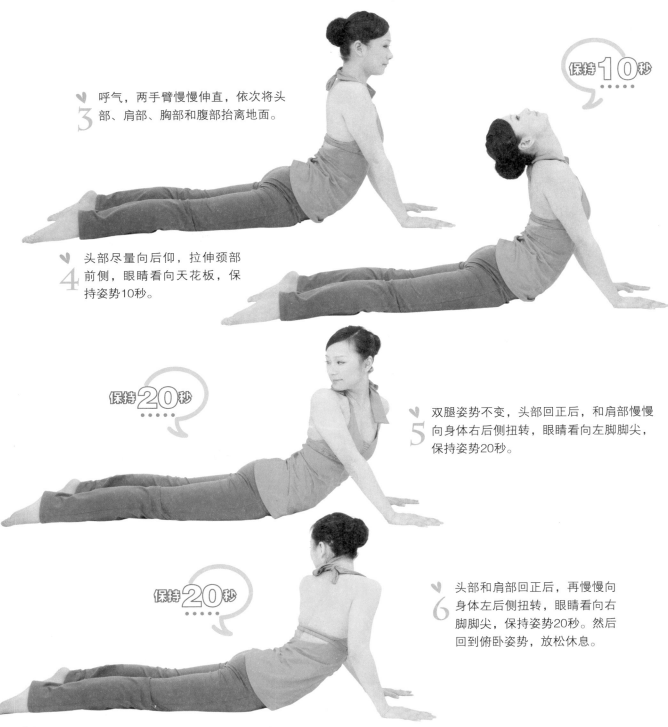

呼气，两手臂慢慢伸直，依次将头
3 部、肩部、胸部和腹部抬离地面。

保持10秒

头部尽量向后仰，拉伸颈部
4 前侧，眼睛看向天花板，保
持姿势10秒。

保持20秒

双腿姿势不变，头部回正后，和肩部慢慢
5 向身体右后侧扭转，眼睛看向左脚脚尖，
保持姿势20秒。

保持20秒

头部和肩部回正后，再慢慢向
6 身体左后侧扭转，眼睛看向右
脚脚尖，保持姿势20秒。然后
回到俯卧姿势，放松休息。

伸臂后伸腿式

难易指数：★★★☆☆

❀ 瘦脸 ❀

功效

※ 增加头部新鲜血液，让头脑保持清醒，面色红润，紧实脸部肌肉。

※ 伸展背部和腿部肌肉，消除背部及大腿处多余脂肪，使身材更纤长匀称。

重复次数
4次

保持**20**秒

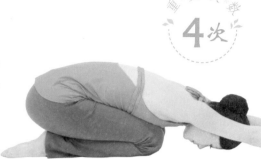

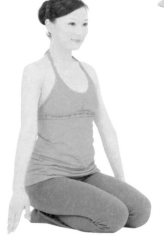

1 腰背挺直跪坐在垫子上，臀部落在脚后跟，双手垂放在身体两侧，眼睛平视前方，均匀呼吸。

2 吸气，上半身慢慢向前屈，直到胸部和腹部紧贴大腿，臀部不离开脚后跟，额头点地，双臂向前延伸，手臂伸直，手掌贴地。

3 呼气，臀部慢慢向上抬高，胸部也随之离开大腿，双臂和前额缓慢向前移动，直到大腿与小腿尽量成直角。

4 深呼吸，抬起右腿，向右上方伸展，膝盖脚尖绷直，左腿直角姿势不变，保持20秒。然后慢慢收回右腿呈直角状，换左腿向后上方伸展，保持姿势20秒。

天线式

难易指数：★★★☆☆

功效

❋ 充分拉伸手臂，消除大臂内外侧赘肉，并能灵活颈部，加大肺活量。
❋ 调整自律神经，缓解烦躁不安的情绪状态，使身心平和。

1 挺直腰背跪坐在垫子上，臀部落在脚后跟，双手放在身体两侧，指尖点地，眼睛平视前方，下颚稍稍内收，调整呼吸。

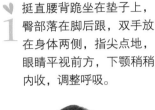

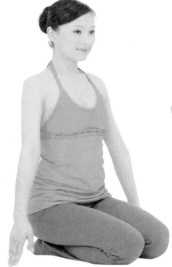

2 吸气，双手移至背后，十指交叉握拳。

保持 **10** 秒

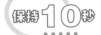

3 呼气，双臂伸直，向上抬高至自己的极限位置，保持姿势10秒。

重 复 次 数

3 次

保持 **20** 秒

4 微微放下手臂，同时头部尽量向后仰，使头顶对着地面，眼睛看向天花板，将意念集中在自己的呼吸上，保持姿势20秒。然后松开双手，头部回正，放松休息。

贴心提示

❋ 练习时，肩部尽量向两侧打开，胸部向外扩展，让整个身体都舒展开来。

前屈式

难易指数：★ ★ ★ ☆ ☆

❀ 美背 ❀

功效

※ 促进背部血液循环，舒缓背部神经，紧实背部肌肉群。

※ 血液倒流至头部，滋养脑部神经和面部肌肤，让头脑更清醒。

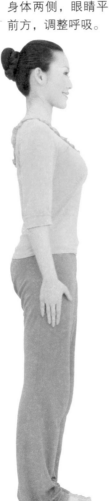

1 山式站立，双手放在身体两侧，眼睛平视前方，调整呼吸。

2 吸气，双臂从身体两侧向头顶上方伸展，双手合十。

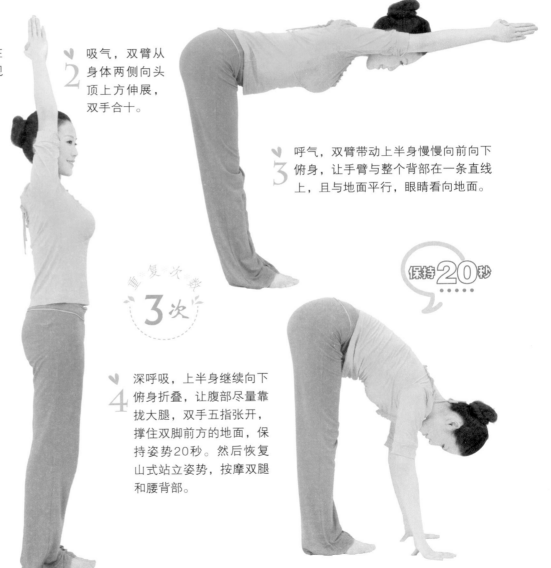

3 呼气，双臂带动上半身慢慢向前向下俯身，让手臂与整个背部在一条直线上，且与地面平行，眼睛看向地面。

重 复 次 数
3次

保持**20**秒

4 深呼吸，上半身继续向下俯身折叠，让腹部尽量靠拢大腿，双手五指张开，撑住双脚前方的地面，保持姿势20秒。然后恢复山式站立姿势，按摩双腿和腰背部。

踩单车式

难易指数：★ ★ ★ ☆ ☆

功效

※ 减少腿部多余脂肪，促进腿部血液循环，缓解腿部疼痛和酸胀感。
※ 滋养按摩腹部，强化内脏器官功能，帮助排出体内堆积的毒素。

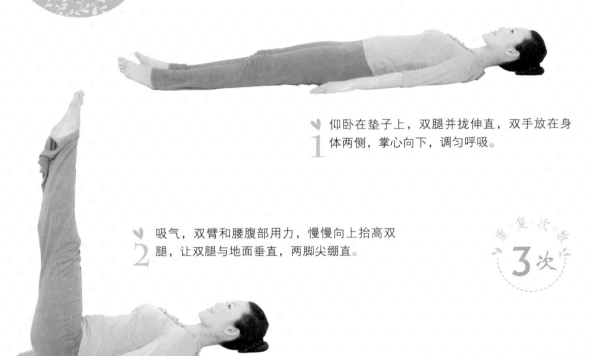

1 仰卧在垫子上，双腿并拢伸直，双手放在身体两侧，掌心向下，调匀呼吸。

2 吸气，双臂和腰腹部用力，慢慢向上抬高双腿，让双腿与地面垂直，两脚尖绷直。

重复次数 **3**次

3 呼气，弯曲左膝，左大腿尽量贴近腹部，右腿随之缓慢落下，保持伸直状态，双脚像蹬踩自行车一样。

左大腿尽量贴近腹部

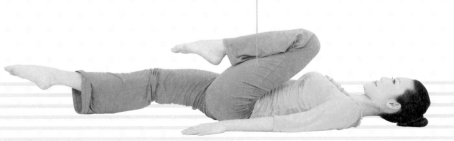

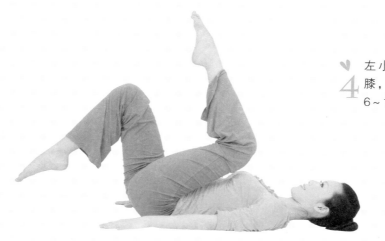

4 左小腿向上抬起，弯曲右膝，两腿按顺时针方向踩动6～12圈。

5 换右膝弯曲，右小腿贴近腹部，左腿伸直。

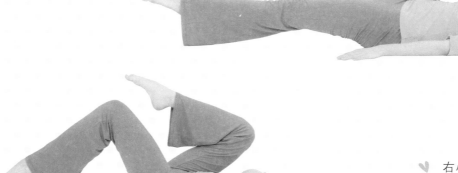

换右膝弯曲

6 右小腿向上抬起，弯曲左膝，双腿按逆时针方向再次踩动6～12圈。踩动过程中，保持平稳的呼吸。然后放下双腿，恢复仰卧姿势放松休息。

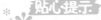

贴心提示

双腿可以蹬踩到有酸胀感为止。

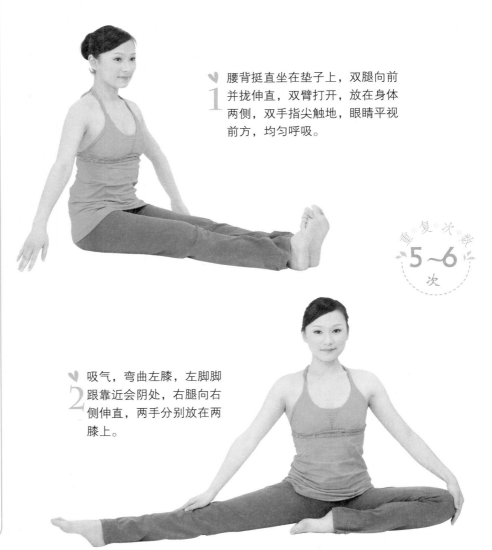

——快速燃脂一组

本组瑜伽招式强调的是全身各局部的脂肪燃烧，通过增加对身体的折叠与伸展，对身体线条进行美化，尤其是希望对腰腹部脂肪进行重点修身、想要消除腰腹部多余赘肉的人，可以多多练习这组动作。

云雀式

难易指数：★★★☆☆

塑胸

功效

※ 有助于美化胸形，让胸部变得更紧实、挺拔，还能减少腹部脂肪堆积。

※ 按摩腹部内脏器，加速腹腔区域血液循环，平坦小腹。

1 腰背挺直坐在垫子上，双腿向前并拢伸直，双臂打开，放在身体两侧，双手指尖触地，眼睛平视前方，均匀呼吸。

重复次数 5~6 次

2 吸气，弯曲左膝，左脚脚跟靠近会阴处，右腿向右侧伸直，两手分别放在两膝上。

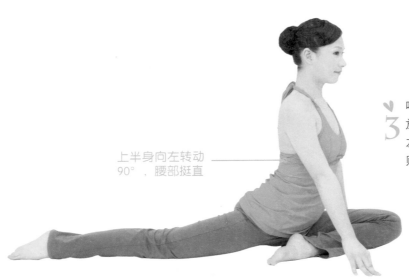

上半身向左转动 90°，腰部挺直

3 呼气，上半身向左转动90°，双手放在左腿两侧的地面上，头部正对左膝盖的方向，腰部挺直，右脚背贴地。

保持20秒

4 深呼吸，头部和上半身慢慢后仰，胸部和骨盆向前推，双臂向后伸展，保持姿势20秒。慢慢收回手臂和上半身，休息片刻后换另一侧重复动作。

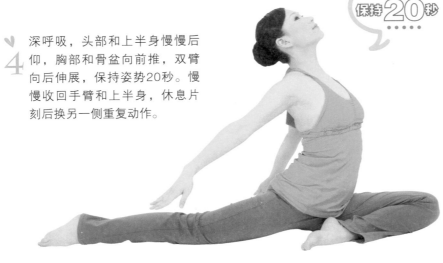

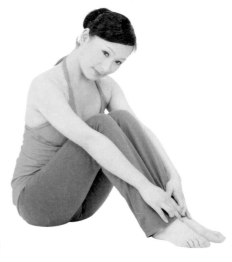

5 取任意舒适的坐姿，低头含胸，逐渐放松全身。

 贴心提示

此体式特别适合畏寒的人练习，能有效改善手脚冰凉现象。

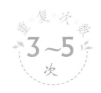

叩首式

难易指数：★★★★☆

❀ 瘦脸 ❀

功效

❋ 使血液回流至头部，充分滋养面部肌肉。

❋ 让脸部肌肤更紧实，预防肌肉松弛，减少细纹。

重复次数 **3～5** 次

1 取雷电坐姿，腰背挺直，双手自然垂放在身体两侧，眼睛平视前方，调整呼吸。

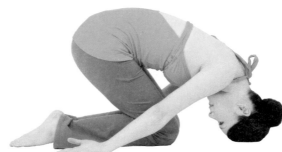

2 吸气，上半身慢慢向前倾，臀部离开脚后跟，双手放在身体两侧的垫面上，额头触地。

保持**20**秒

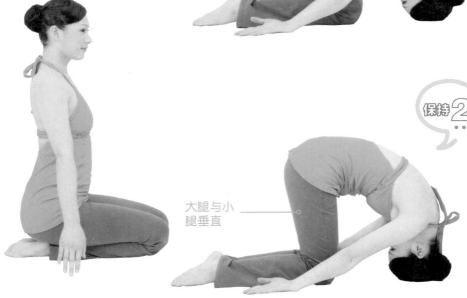

大腿与小腿垂直

3 呼气，臀部继续向上抬高，直到大腿与小腿垂直，重心向前移，头顶百会穴顶地，眼睛看向膝盖的方向，保持姿势20秒。然后将臀部回落脚后跟，脸转向一侧放松休息。

 贴心提示

练习时上半身肌肉要尽量放松。患有高血压及眼压高的人，不适合练习此体式。

上犬式

难易指数：★★★☆☆

❀ 美背 ❀

功效

❋ 伸展背部，美化背部线条，塑造性感的美背。

❋ 伸展胸部、肺部，辅助治疗哮喘。

❋ 促进全身血液循环，挤压腹部，让小腹更平坦。有效缓解疲劳和坐骨神经痛。

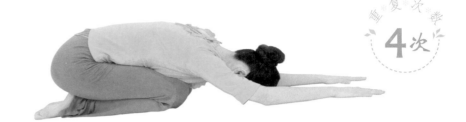

重复次数 **4次**

1 取雷电坐姿，双手放在两大腿上，眼睛平视前方，调整呼吸。

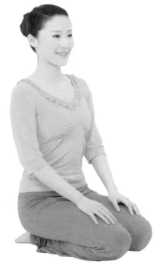

2 吸气，上半身向前向下屈，让胸部和腹部贴紧大腿，额头点地，两小臂贴放在头顶前方的地面上。

3 呼气，臀部慢慢离开脚后跟，上半身向前移动，直到大腿与小腿垂直，翘臀，塌腰，眼睛看向前方。

大腿与小腿垂直

保持20秒

4 上半身和臀部继续向前移动，两手臂逐步伸直，两小腿和两脚背贴地，膝盖以上部位离地，头部和背部向后仰，保持姿势20秒。然后取任意姿势放松休息。

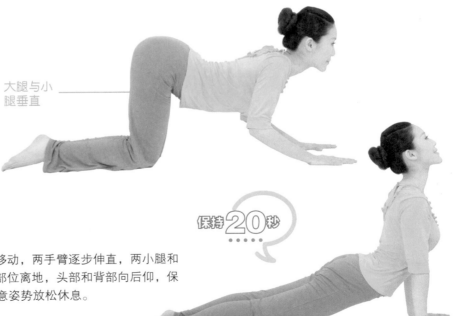

73

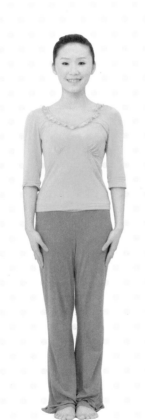

三角伸展式

难易指数：★★★☆☆

❀ 纤腰 ❀

功效

❋ 减少腰部和臀部堆积的脂肪，让腿部更纤细。

❋ 有效缓解坐骨神经痛和关节疼痛，还能促进消化功能。

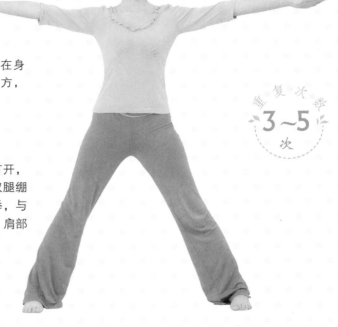

重复次数
3～5
次

❥ **1** 山式站立，双手贴放在身体两侧，眼睛平视前方，调整呼吸。

❥ **2** 吸气，双腿向两侧打开，双脚距离两肩宽，双腿绷直。两臂从体侧平举，与肩同高，掌心向下。肩部自然放松下沉。

✱ **贴心提示**

　　当上半身向某一侧倾斜时，应保持上身和双腿始终在同一个平面内，切忌前倾或者后仰，以免降低运动效果。

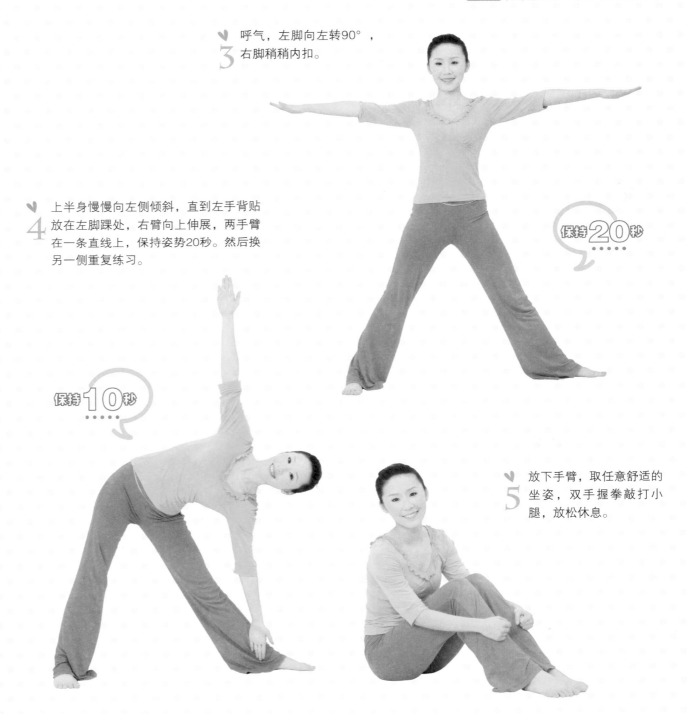

3 呼气，左脚向左转90°，右脚稍稍内扣。

保持20秒

4 上半身慢慢向左侧倾斜，直到左手背贴放在左脚踝处，右臂向上伸展，两手臂在一条直线上，保持姿势20秒。然后换另一侧重复练习。

保持10秒

5 放下手臂，取任意舒适的坐姿，双手握拳敲打小腿，放松休息。

双腿背部伸展式

难易指数：★★★☆☆

❀ 瘦腿 ❀

功效

❋ 伸展脊柱和腿部，有效消除背部和大腿内侧多余脂肪和赘肉，美化腿形。

❋ 缓解背部酸痛感和紧张感，还能舒缓紧张的神经和抑郁的情绪，安心定神。

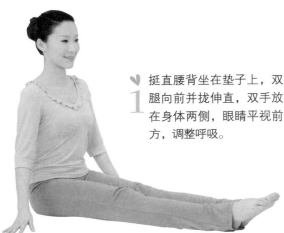

❤1 挺直腰背坐在垫子上，双腿向前并拢伸直，双手放在身体两侧，眼睛平视前方，调整呼吸。

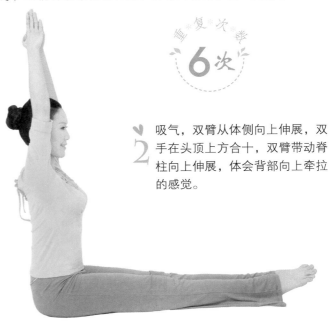

重复次数 6次

❤2 吸气，双臂从体侧向上伸展，双手在头顶上方合十，双臂带动脊柱向上伸展，体会背部向上牵拉的感觉。

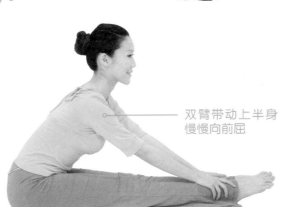

双臂带动上半身慢慢向前屈

❤3 呼气，以腰部为轴心，双臂带动上半身慢慢向前屈，双手扶住两脚脚踝。

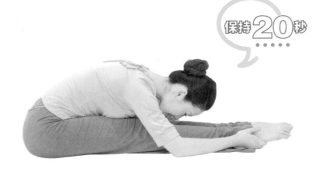

保持20秒

❤4 深呼吸，上半身继续向下俯身折叠，手肘弯曲，双手握住两脚后跟，胸部和腹部紧贴两大腿，头部自然下垂，保持姿势20秒。然后慢慢直立起上半身，取任意舒服的坐姿放松休息。

炮弹式

难易指数：★★★☆☆

❀ 收腹 ❀

功效

※ 消除腹部多余脂肪和赘肉，按摩腹部内脏器，增强消化功能，改善便秘等症状。

※ 拉伸背部，增强脊柱弹性，有助于矫正腰椎不正。

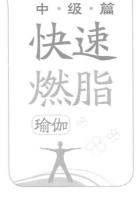

中·级·篇

快速燃脂

瑜伽

——快速燃脂二组

本组瑜伽招式重点强调对腰腹部和臀腿部的全方位锻炼，不仅对身体表面的肌肉进行了重点按摩，还对身体各脏腑进行了有利的刺激，增强消化功能，发挥了从内到外的燃脂作用，不仅减脂，还能增加身体各部位的弹性。

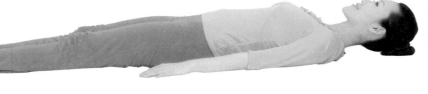

1 仰卧平躺在垫子上，双腿并拢伸直，双手放在身体两侧，掌心贴地，眼睛看向天花板，调匀呼吸。

重·复·次·数

3次

2 吸气，弯曲左腿，双手交叉握住左膝，左小腿腿肚贴紧左大腿后侧。

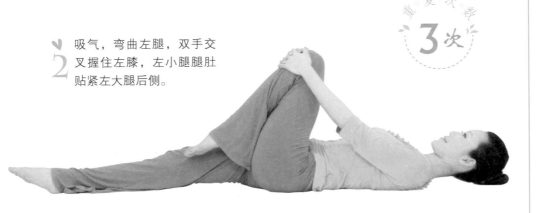

❀ 贴心提示 ❀

练习此动作时，动作一定要缓慢。若头部不能抬到触碰鼻尖的位置，抬到自己的极限位置即可，不要勉强。

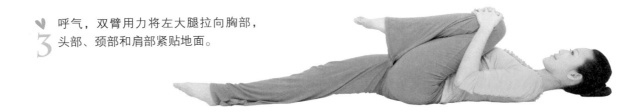

3 呼气，双臂用力将左大腿拉向胸部，头部、颈部和肩部紧贴地面。

保持10秒
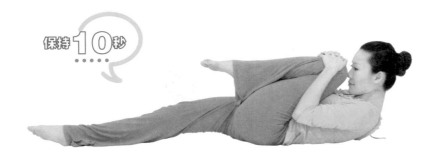

4 向上抬起头部，让鼻尖触碰左膝，保持姿势10秒。然后头部回落，甚至左腿，弯曲右膝，让鼻尖碰触右膝，保持10秒。

5 头部再次回落地面，伸直右腿，双腿并拢，然后弯曲双腿，双手抱住两膝。
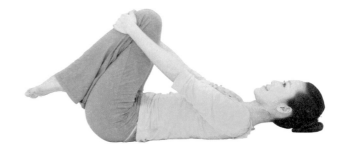

保持10秒
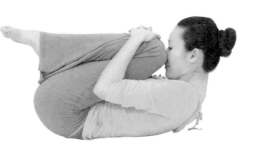

6 双臂用力将双腿拉近胸部，同时头部向上抬起，鼻尖触碰双膝，保持姿势10秒。然后松开双手，身体恢复至仰卧姿势，放松休息。

❀ 纤腰 ❀

风车式

难易指数：★ ★ ★ ☆ ☆

功效

❋ 拉伸侧腰，燃烧腰部多余脂肪，放松紧张的腰背部，有效舒展腰背部肌肉群。

❋ 伸展腿部后侧肌肉群，消除身体疲劳感和烦躁不安的情绪。

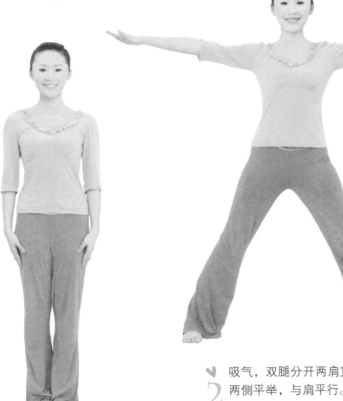

重复次数

3次

3 呼气，上半身慢慢向前向右扭转，左手撑住两腿中间的地面，右臂向上伸展，眼睛看向右手指尖，保持姿势20秒。然后再转向左侧，同样保持姿势20秒。

保持**20秒**

2 吸气，双腿分开两肩宽，双臂两侧平举，与肩平行。

1 山式站立，双方放在身体两侧，眼睛平视前方，调整呼吸。

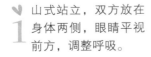

❋ **贴心提示**

腰躯转动时，两手臂尽量在一条直线上。

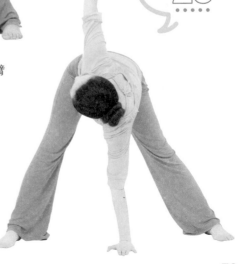

虎 式

难易指数：★★★☆☆

❀ 提臀 ❀

功效

❉ 增加臀部弹性，减少臀部赘肉，优化臀部曲线。还能帮助身体快速恢复活力。

❉ 伸展腿部，滋养脊柱，有效消除大腿和背部多余脂肪。

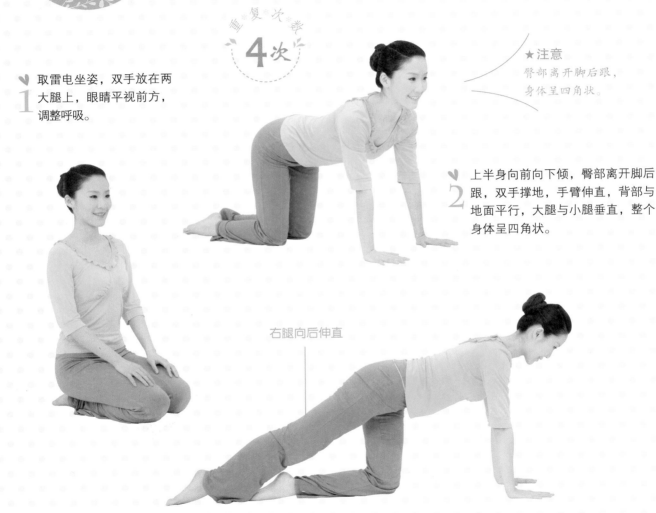

重*复*次*数
4次

❧ 1 取雷电坐姿，双手放在两大腿上，眼睛平视前方，调整呼吸。

★**注意**
臀部离开脚后跟，身体呈四角状。

❧ 2 上半身向前向下倾，臀部离开脚后跟，双手撑地，手臂伸直，背部与地面平行，大腿与小腿垂直，整个身体呈四角状。

右腿向后伸直

❧ 3 左腿跪立姿势不变，右腿向后伸直，右脚尖点地。

80

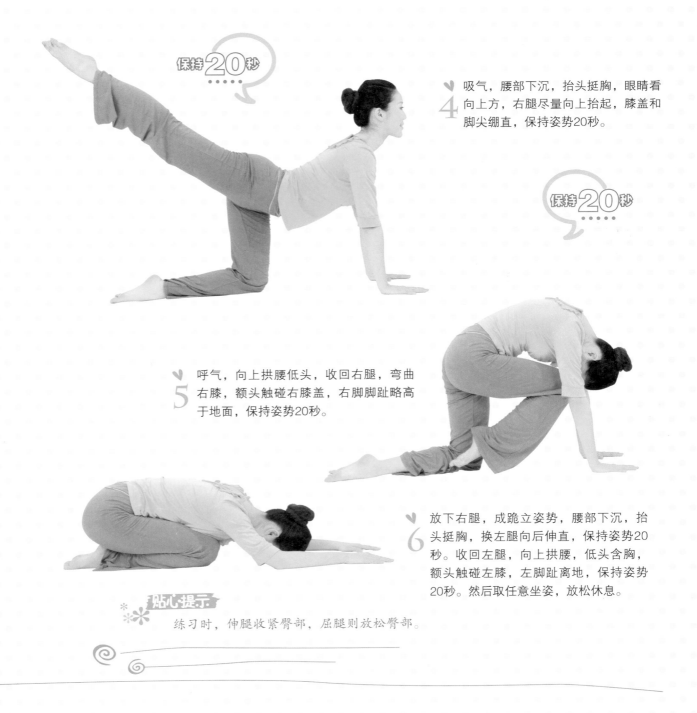

保持20秒

4 吸气，腰部下沉，抬头挺胸，眼睛看向上方，右腿尽量向上抬起，膝盖和脚尖绷直，保持姿势20秒。

保持20秒

5 呼气，向上拱腰低头，收回右腿，弯曲右膝，额头触碰右膝盖，右脚脚趾略高于地面，保持姿势20秒。

6 放下右腿，成跪立姿势，腰部下沉，抬头挺胸，换左腿向后伸直，保持姿势20秒。收回左腿，向上拱腰，低头含胸，额头触碰左膝，左脚趾离地，保持姿势20秒。然后取任意坐姿，放松休息。

贴心提示

练习时，伸腿收紧臀部，屈腿则放松臀部。

幻椅式

难易指数：★★★☆☆

🍀 瘦腿 🍀

功效

※ 下蹲的动作能让大腿和小腿充分受力，刺激下半身血液循环，消除腿部水肿。

※ 收紧臀部，改善因久坐引起的臀部肌肉下垂和臀部肥大等问题。

重*复*次*数
6次

2 吸气，两臂从体侧向头顶方向伸展，双手合十，感觉整个身体在向上无限延展。

3 呼气，上半身姿势不变，双腿略微弯曲。继续弯曲双膝，身体重心向下移，上半身稍微向前。

上半身向前屈

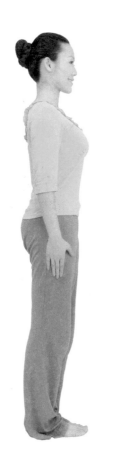

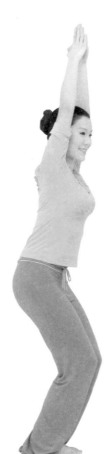

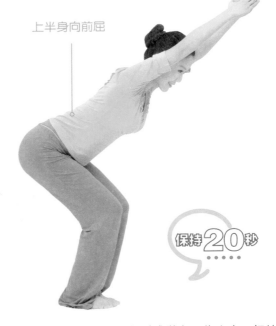

保持20秒

1 山式站立，双手自然垂放在身体两侧，眼睛平视前方，调整呼吸。

4 身体继续向下蹲，直到感觉自己像坐在一把椅子上，上半身向前屈，保持姿势20秒。然后放下手臂，恢复站立姿势，按摩双腿放松休息。

牛面式

难易指数：★ ★ ★ ★ ☆

❀ 瘦臂 ❀

功效

※ 拉伸和伸展两侧手臂，有效防止手臂脂肪堆积，消除水肿，美化臂形。

※ 挤压腿部和腹部，刺激肾脏，能缓解久坐引起的尾骨不适症状。

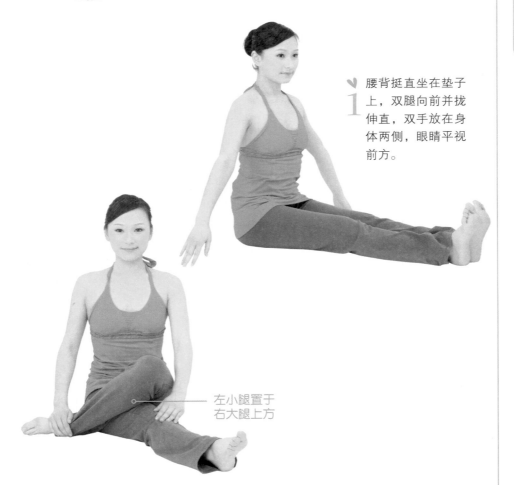

1 腰背挺直坐在垫子上，双腿向前并拢伸直，双手放在身体两侧，眼睛平视前方。

左小腿置于右大腿上方

2 吸气，弯曲左腿，将左腿跨过右腿，左小腿置于右大腿上方，左脚脚背贴地。

中·级·篇

快速燃脂

瑜伽

——

快速燃脂三组

本组瑜伽招式在保持对腰腹、臀腿进行重点优化的基础上，将燃脂范围扩展到上半身，对于手臂和颈部也进行了拉伸，不仅能优化这些部位的身体曲线，还能有效防止细纹的产生，让身体充满活力。

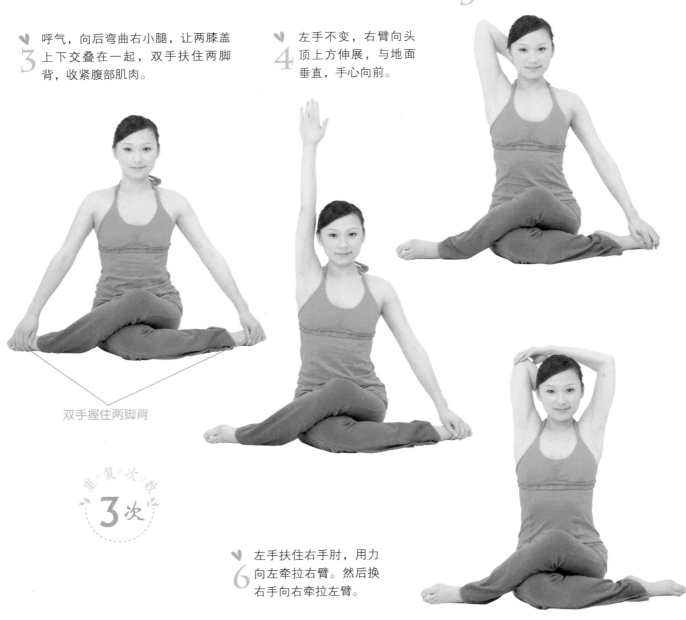

5 右手臂向后弯曲，让右手手肘指向天空。

3 呼气，向后弯曲右小腿，让两膝盖上下交叠在一起，双手扶住两脚背，收紧腹部肌肉。

4 左手不变，右臂向头顶上方伸展，与地面垂直，手心向前。

双手握住两脚背

重复次数 3次

6 左手扶住右手肘，用力向左牵拉右臂。然后换右手向右牵拉左臂。

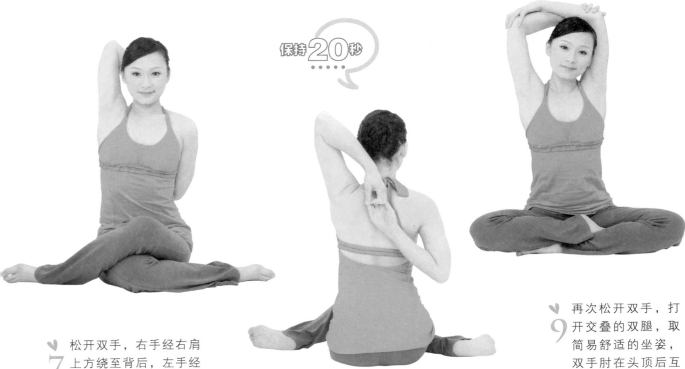

保持20秒

7 松开双手，右手经右肩上方绕至背后，左手经左肩下方绕至背后，双手十指相扣。

8 保持姿势20秒后，松开相扣的双手，然后换左臂在上，右臂在下，十指再次相扣，保持姿势20秒，将注意力集中在自己的呼吸上。

9 再次松开双手，打开交叠的双腿，取简易舒适的坐姿，双手肘在头顶后互抱，肩部打开，逐渐放松全身。

贴心提示

若没有瑜伽绳，双手手指互碰也行。有严重的颈部、肩部疾病者，禁止练习此体式。

降低难度

如果双手在背后无法相握，可以借助瑜伽绳来帮忙。一只手握住瑜伽绳的上端，另一只手握住瑜伽绳的下端，这样能减少两臂的牵拉感。

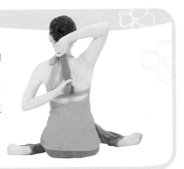

鱼 式

难易指数：★★★★☆

功效

❋ 全面放松颈部，消除颈部细纹和赘肉，优化颈部曲线。
❋ 促进背部血液循环，扩展胸部，让胸部变得更挺拔。

重复次数
2次

背部与地面平行 ————

2 上半身慢慢向前向下屈，双手撑住膝盖前方的地面，手臂伸直，背部与地面平行，两小腿向身体两侧打开。

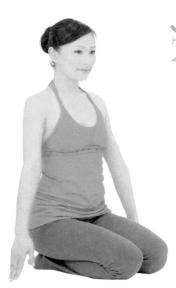

1 取雷电坐姿，双手自然放在身体两侧，眼睛平视前方，调整呼吸。

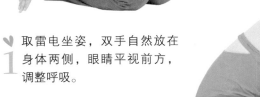

★**注意**
臀部坐在两小腿之间的地面。

3 吸气，双手撑地姿势不变，身体重心慢慢下移，直到臀部完全坐在两小腿之间的地面上。

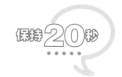

4 呼气，双手移到两脚跟上，上半身慢慢向后弯曲，两小臂和两手肘着地，支撑身体重量，直到头顶着地，胸部和背部尽量向上抬起。

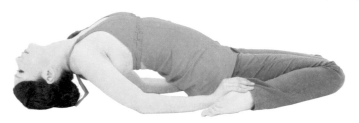

5 身体姿势不变，向上抬起两手臂，双手在胸前合十。

双手在胸前合十

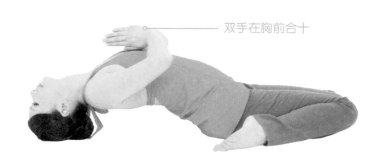

6 合十的双手向头顶方向伸展，大拇指和食指触地，手臂伸直，保持姿势20秒。

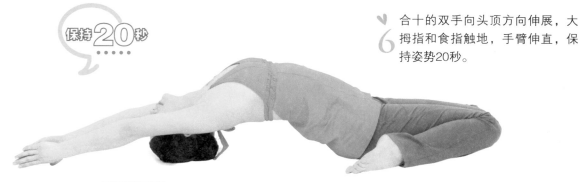

贴心提示

患有颈椎或腰椎病的人，练习拱背动作时不要太用力，以免拉伤肌肉。

卧佛式

难易指数：★★★☆☆

❀ 收腹 ♣

功效

※ 收紧腹部肌肉，甩掉腹部多余脂肪，美化腰部线条，还能放松僵硬的肩背部肌肉。

※ 加速血液流通，滋养内脏，缓解身体疲劳，消除烦躁不安的情绪。

1 身体向左侧卧在垫子上，弯曲左手肘，左手掌心托住头部，右手放在胸部前方的地面上，掌心贴地，右腿叠放在左腿上，双腿伸直，眼睛看向前方，调整呼吸。

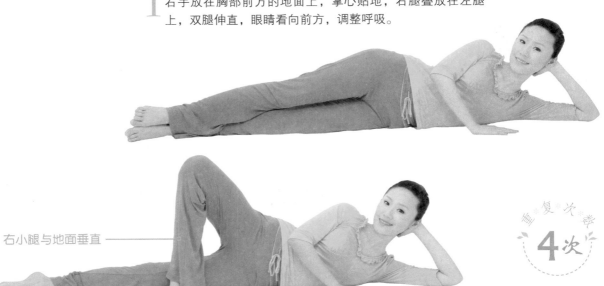

右小腿与地面垂直

重复次数 **4次**

2 吸气，弯曲右膝，右脚跨过左大腿，右脚脚尖触碰左大腿前面的地面，右小腿与地面垂直。

3 呼气，向上抬起右臂，将右手放在右膝上，呈莲花指样，保持姿势20秒。伸直右腿，换左侧卧姿势，重复动作。然后身体仰卧平躺，逐步放松全身。

保持**20**秒

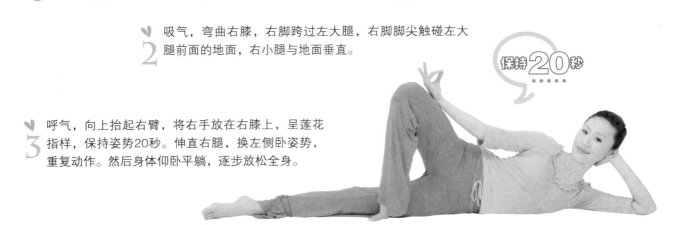

后抬腿式

难易指数：★ ★ ★ ☆ ☆

❀ 提臀 ❀

功效

✽ 收紧臀部肌肉，消除臀部多余脂肪，塑造浑圆紧翘的臀形，还能缓解身体疲劳。

✽ 促进下半身血液循环，全面拉伸腿部线条，锻炼大腿后侧肌肉，使腿部更纤细。

1 俯卧在垫子上，双腿并拢伸直，下巴点地，双手和两小臂贴放在肩部两侧的垫面上，调整呼吸。

2 吸气，头部和肩部向上抬起，两小臂向前移动，让两手肘在头部正下方，同时向上抬高右腿，右脚尖绷直。

重复次数 **5**次

保持**20**秒

3 呼气，向上弯曲左膝，左脚脚掌抵住右膝盖，眼睛看向前方，保持姿势20秒。慢慢放下双腿，换左腿向上抬高，右脚脚掌抵住左膝盖，保持姿势20秒。然后身体呈仰卧姿势放松休息。

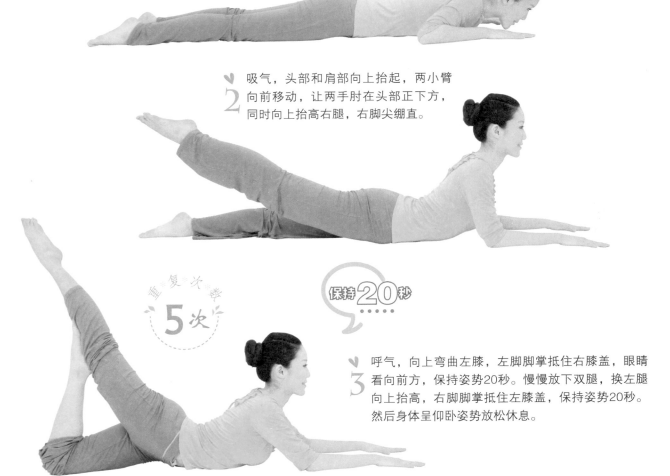

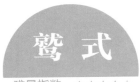

鹭 式

难易指数：★★★★☆

❀ 瘦腿 ❀

功效

✳ 拉伸大腿和小腿肌肉群，消除"萝卜"腿和水肿现象，加速体内静脉血液循环。

✳ 锻炼背部和腹部肌肉，增加身体柔韧度。

重复次数
3次

↴ 1 挺直腰背坐在垫子上，双腿并拢伸直，双手放在身体两侧，眼睛平视前方，调整呼吸。

↴ 2 吸气，左腿伸直不变，向后弯曲右腿，右脚跟尽量贴近右侧臀部，右脚背贴地。

↴ 3 呼气，向上弯曲左腿，双手托住左脚后跟，胸部和腹部贴紧左大腿。

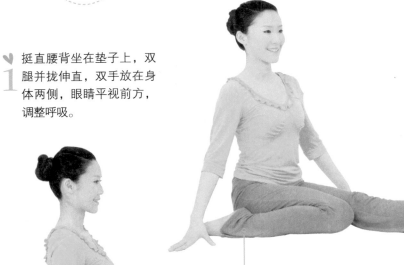

右脚跟尽量贴近右侧臀部

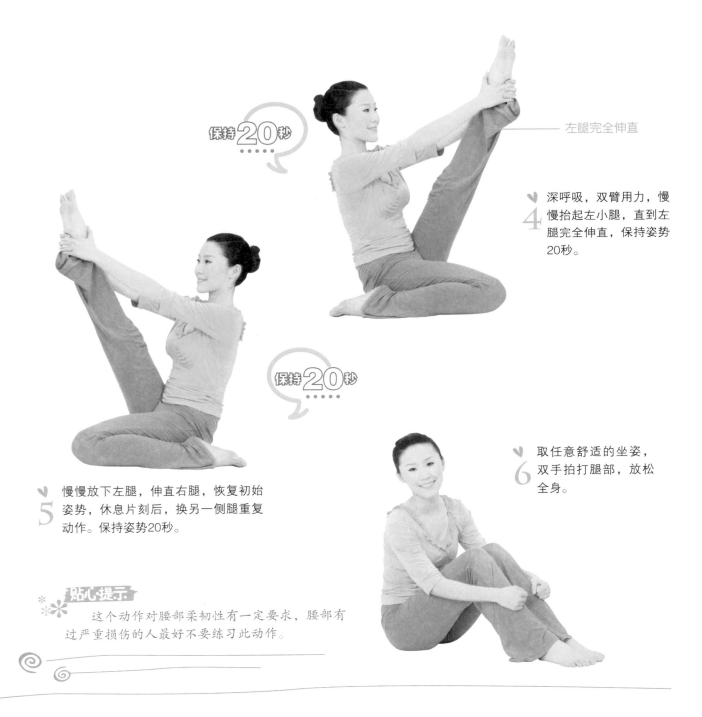

保持20秒

左腿完全伸直

深呼吸，双臂用力，慢慢抬起左小腿，直到左腿完全伸直，保持姿势20秒。

保持20秒

慢慢放下左腿，伸直右腿，恢复初始姿势，休息片刻后，换另一侧腿重复动作。保持姿势20秒。

取任意舒适的坐姿，双手拍打腿部，放松全身。

贴心提示

这个动作对腰部柔韧性有一定要求，腰部有过严重损伤的人最好不要练习此动作。

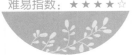

中·级·篇

快速燃脂

瑜伽

—— 快速燃脂四组

本组瑜伽招式的运动强度更大了，在全方位拉伸与折叠身体的基础上，还全面锻炼四肢与腰肢的肌肉群，加速这些部位的血液循环，加快燃脂速度，使肌肉在燃烧脂肪的同时，变得更加紧实，身体也更具柔韧性。

❀ 细颈 ❀

功效

❋ 伸长、扭转颈脖有助于消除颈部细纹，美化颈部线条，滋养和按摩腹内脏器。

❋ 调节脊柱神经，消除背部酸痛，缓解身体疲劳感，纠正弯腰驼背等不良体态。

重复次数
8次

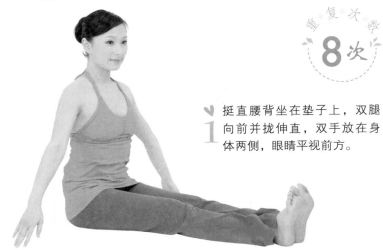

❤ 挺直腰背坐在垫子上，双腿
1 向前并拢伸直，双手放在身体两侧，眼睛平视前方。

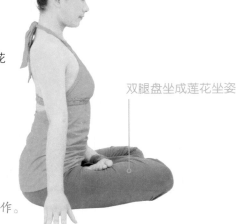

❤ 弯曲双腿，盘坐成莲花
2 坐姿，调匀呼吸。

双腿盘坐成莲花坐姿

❋ 贴心提示

❋ 饭后不宜立即练习此动作。

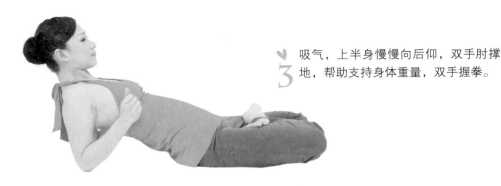

3 吸气，上半身慢慢向后仰，双手肘撑地，帮助支持身体重量，双手握拳。

保持20秒

4 呼气，头部继续向后仰，直到头顶点地，慢慢向上抬高胸部和背部，使上半身呈拱形。保持姿势20秒。

手肘离地

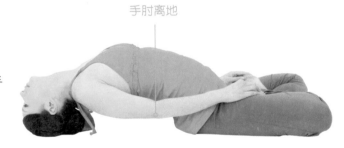

5 头部、背部和腿部姿势不变，手肘离地，双手握住两脚尖。

保持20秒

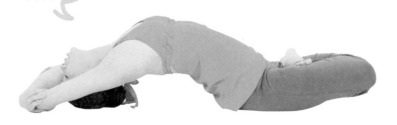

6 将双臂移到头顶前方，互抱手肘，放在垫子上，保持姿势20秒。然后松开双腿和双手，以仰卧姿势放松休息。

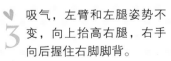

跪姿拉弓式

难易指数：★★★★☆

❀ 瘦臂 ❀

功效

❋ 全面锻炼手臂，紧实大臂肌肉。灵活膝关节、腕关节和脚踝。

❋ 拉伸腰部、腿部和臀部肌肉，紧实小腿肌肉，增加身体柔韧性和平衡感。

1 取雷电坐姿，双手自然放在身体两侧，指尖点地，眼睛平视前方，调整呼吸。

2 上半身慢慢向前向下俯，臀部离开脚后跟，双手撑地，手臂伸直，背部与地面平行，大腿与小腿垂直，整个身体呈四角状。

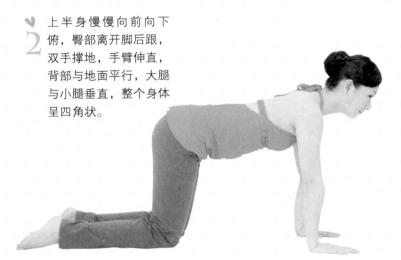

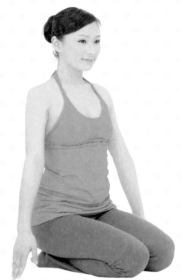

右手向后握住右脚脚背

3 吸气，左臂和左腿姿势不变，向上抬高右腿，右手向后握住右脚脚背。

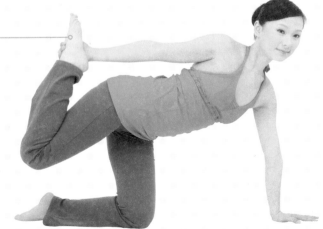

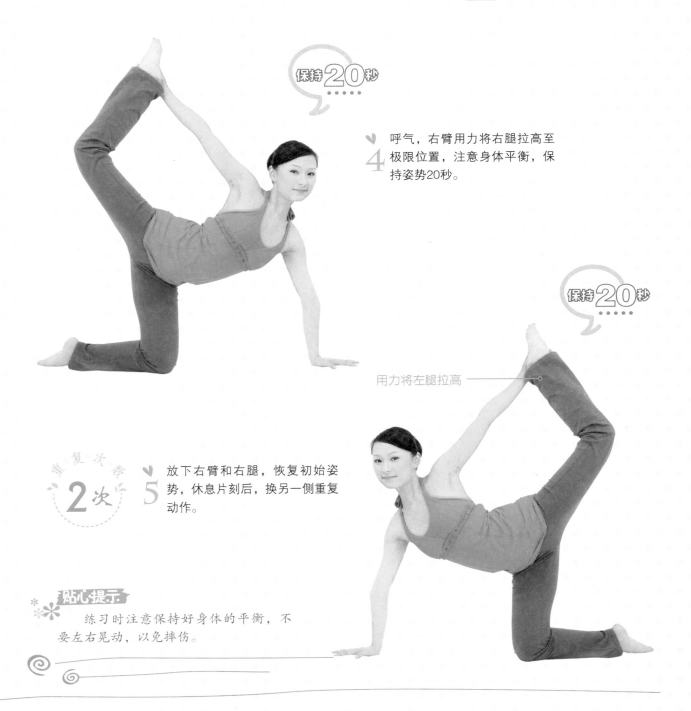

保持**20**秒

4 呼气，右臂用力将右腿拉高至极限位置，注意身体平衡，保持姿势20秒。

保持**20**秒

用力将左腿拉高

重复次数

2次

5 放下右臂和右腿，恢复初始姿势，休息片刻后，换另一侧重复动作。

❋ **贴心提示**

练习时注意保持好身体的平衡，不要左右晃动，以免摔伤。

骆驼式

难易指数：★★★★☆

🌸 塑胸 🌸

功效

❋ 锻炼和扩展胸部，有效预防胸部下垂，增强脊柱柔韧性，拉伸背部肌肉群。

❋ 矫正弯腰驼背现象，美化颈部线条。消除腹部多余脂肪和赘肉，让腰身变细。

❤ **1** 取雷电坐姿，双手放在身体两侧，指尖触地，眼睛平视前方，调整呼吸。

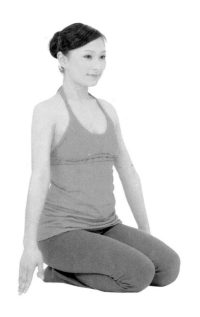

重*复*次*数
2次

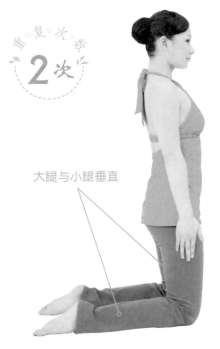

大腿与小腿垂直

❤ **2** 直立起上半身，大腿与小腿垂直，双腿打开约两个拳头的距离。

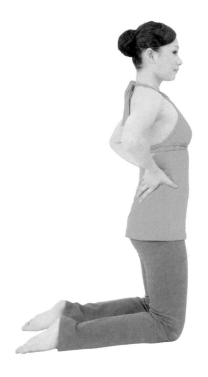

❤ **3** 吸气，双手扶住两侧腰身，腰背挺直。

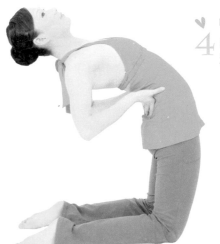

4 呼气，收紧腹部和臀部，上半身慢慢向后弯曲，髋部向前推出，头部跟着后仰，眼睛看向天花板。

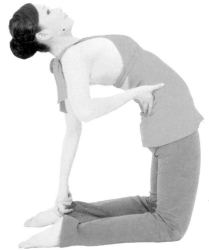

5 上半身继续向后仰，慢慢将左手移到左脚跟上。

★注意
上半身慢慢向后弯曲，
髋部向前推出

保持10秒

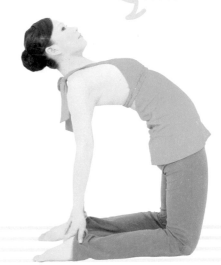

6 然后将右手移到右脚跟上，两手臂伸直。保持姿势10秒。

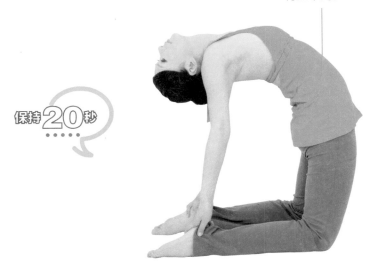

将上半身拱起

保持20秒

7 两手臂和腰腹部用力，尽量将上半身拱起，头部自然垂落，保持姿势20秒。

降低难度

如果身体柔韧性不好，可以在两脚边各放置一块瑜伽砖。上半身在后仰的过程中，依次让叉腰的双手扶住瑜伽砖。

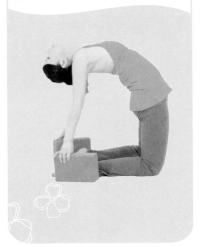

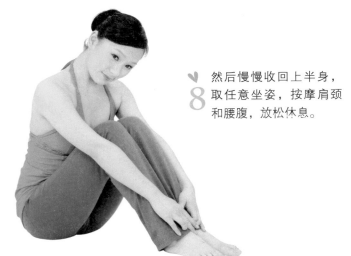

8 然后慢慢收回上半身，取任意坐姿，按摩肩颈和腰腹，放松休息。

 贴心提示

上半身后仰时，动作要缓慢，让脊柱一节一节往下压。回正时，再将脊柱一节一节慢慢收回。

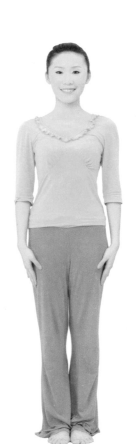

鹰式

难易指数：★ ★ ★ ☆ ☆

❀ 瘦腿 ❀

功效

❈ 增强腿部力量，消除大腿后侧、小腿肚多余脂肪和赘肉。

❈ 拉伸手臂肌肉，消除上臂堆积的赘肉，美化手臂线条。

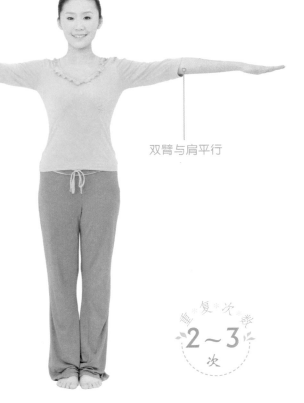

双臂与肩平行

❤ 山式站立，双手放在身
1 体两侧，眼睛平视前
方，调整呼吸。

❤ 吸气，双腿保持并拢不
2 动，双臂从体侧平举，
与肩同高，两手臂尽量
向两端延伸，感觉整个
手臂都被拉长了。注意
腰背保持平整。

重复次数
2～3
次

贴心提示

此体式可由易到难逐步练习。练习时，腹部肌肉要始终收
紧，站立的那条腿要保持好身体平衡，不要左右晃动。

99

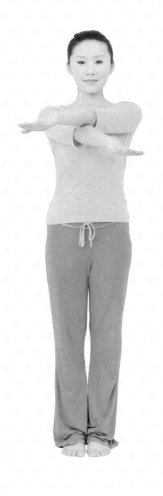

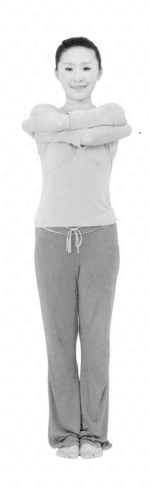

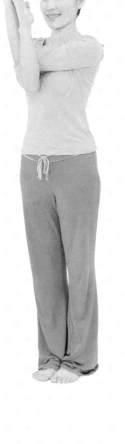

4 弯曲双肘，左手环抱住右肩，右手环抱住左肩。

5 松开双手，两小臂向上举起，两手背相对。

3 呼气，双臂平移至体前交叉，两手肘交叠，左臂在上，右臂在下。

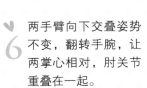

6 两手臂向下交叠姿势不变，翻转手腕，让两掌心相对，肘关节重叠在一起。

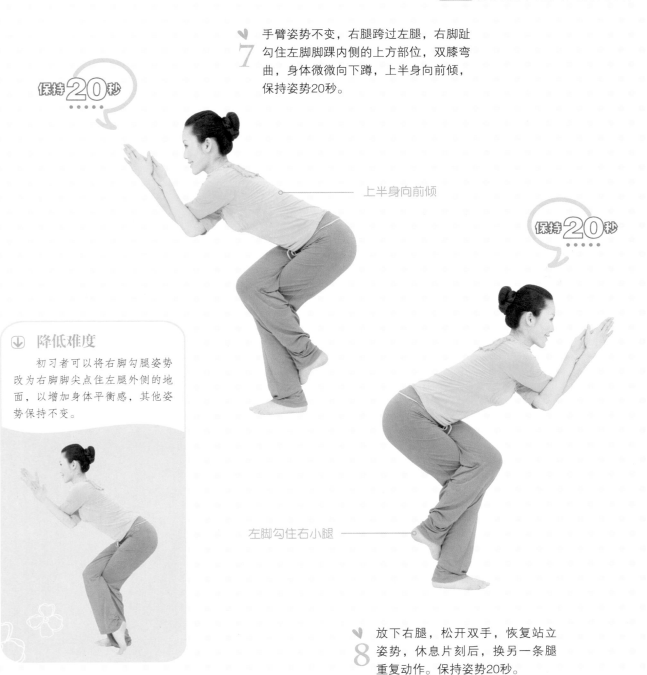

保持20秒

7 手臂姿势不变，右腿跨过左腿，右脚趾勾住左脚脚踝内侧的上方部位，双膝弯曲，身体微微向下蹲，上半身向前倾，保持姿势20秒。

上半身向前倾

保持20秒

⬇ 降低难度

初习者可以将右脚勾腿姿势改为右脚脚尖点住左腿外侧的地面，以增加身体平衡感，其他姿势保持不变。

左脚勾住右小腿

8 放下右腿，松开双手，恢复站立姿势，休息片刻后，换另一条腿重复动作。保持姿势20秒。

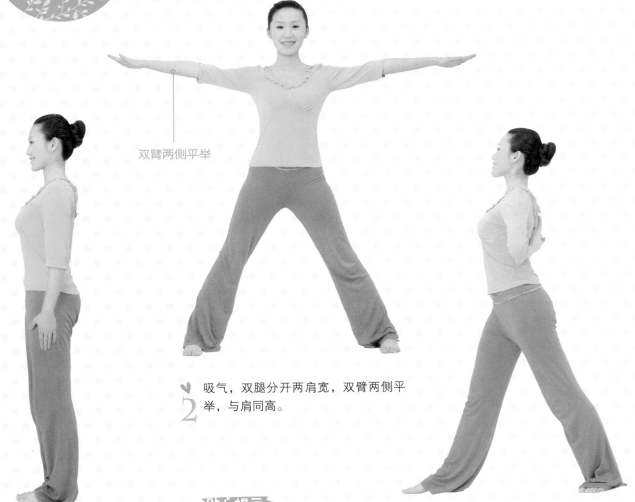

加强侧伸展式

难易指数：★★★★☆

❀ 纤腰 ❀

功效

※ 拉伸侧腰和背部肌肉，消除腰部和背部堆积的多余脂肪和赘肉。

※ 锻炼腿部肌肉群，消除腿部水肿，美化腿部线条。

双臂两侧平举

1 山式站立，双方垂放在身体两侧，眼睛平视前方，调整呼吸。

2 吸气，双腿分开两肩宽，双臂两侧平举，与肩同高。

❀ 贴心提示

整个练习过程中，双腿要始终保持笔直状态。

3 呼气，右脚向右转90°，左脚微微内扣，身体转向右腿膝盖的方向，双臂绕至背后，双手在背后合十。

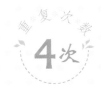

重复次数
4次

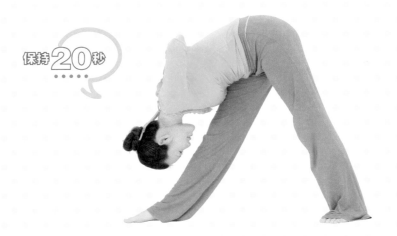

保持**20**秒

4 腿部姿势不变，上半身慢慢向前向下折叠，直到腹部和胸部紧贴右大腿，头部自然垂落，保持姿势20秒。

⬇ 降低难度

若不能将身体弯曲到腹部贴近右大腿，那就弯曲到自己的极限位置，双手也不用在背后合十，交叠搭放在小腿上即可。

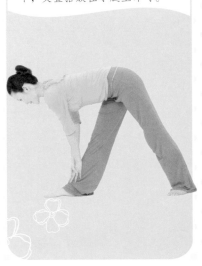

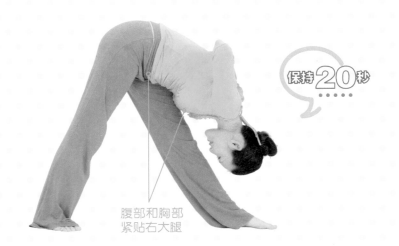

保持**20**秒

腹部和胸部
紧贴右大腿

5 慢慢直立起上半身，恢复至初始姿势，休息片刻后，换另一侧重复动作。

——
魔鬼身材一组

本组瑜伽招式锻炼全身各个部位的肌肉群，有效消除某些重点部位不易减掉的赘肉，并对脊柱周围肌肉进行拉伸，活化颈椎，使身体充满韧性与弹性，既预防了身体肌肉的松弛与下垂，又为接下来难度更高的瑜伽招式做好了准备。

舞王式

难易指数：★★★★☆

❀ 塑胸 ❀

功效

❋ 充分拉伸和扩展胸部，让胸部变得丰盈饱满有弹性，预防胸部下垂。

❋ 锻炼腿部、臀部、手臂等多处肌肉，消除全身多余脂肪。

❋ 提高身体平衡能力，提升个人整体气质。

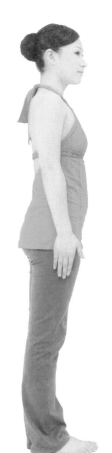

1 山式站立，双手垂放在身体两侧，眼睛平视前方，调整呼吸。

2 吸气，左腿伸直不变，弯曲右膝，右手握住右脚背，让右脚跟尽量靠近臀部。

右手握住右脚背

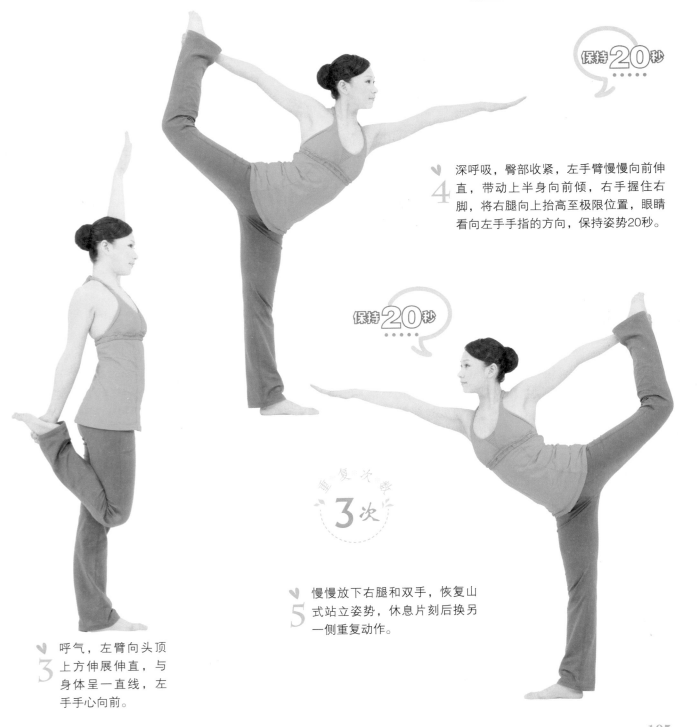

保持**20**秒
·····

4 深呼吸，臀部收紧，左手臂慢慢向前伸直，带动上半身向前倾，右手握住右脚，将右腿向上抬高至极限位置，眼睛看向左手手指的方向，保持姿势20秒。

保持**20**秒
·····

重复次数
3次

5 慢慢放下右腿和双手，恢复山式站立姿势，休息片刻后换另一侧重复动作。

3 呼气，左臂向头顶上方伸展伸直，与身体呈一直线，左手手心向前。

展背式

难易指数：★★★★☆

❀ 瘦臂 ❀

功效

※ 伸展手臂，有效消除手臂处堆积的脂肪和赘肉，美化手臂线条。
※ 舒缓背部神经，促进背部血液循环，减少背部酸痛感。

重复次数 **4次**

2 腰背挺直，双手移到背后交叉握拳，手臂伸直。

1 取雷电坐姿，双手放在身体两侧，眼睛平视前方，均匀呼吸。

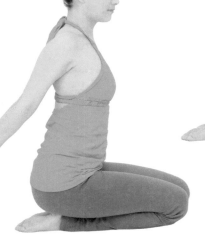

3 吸气，上半身慢慢向前向下俯身，双臂随之向上抬高，注意臀部不要离开脚后跟。

保持**20**秒

4 呼气，上半身继续俯身折叠，直到胸部和腹部完全贴紧大腿，额头触地，两手臂向背部上方伸展，保持姿势20秒。然后放下手臂，放在身体两侧，脸转向一侧放松休息。

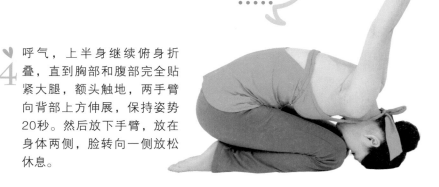

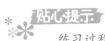
贴心提示

练习过程中，要始终保证臀部紧贴脚后跟，才能收到最佳锻炼效果。

两侧摇摆式
难易指数：★★★☆☆

❀ 提臀 ❀

功效

❋ 锻炼臀部肌肉，预防臀部肌肉松弛和下垂。伸展手臂，让上半部体态更加优雅。

❋ 预防和辅助治疗坐骨神经痛，缓解身体疲劳感。

2 吸气，腰背挺直，抬起双臂向上伸展，双手在头顶合十。

3 呼气，双臂和小腿姿势不变，上半身和臀部向右侧移动，臀部坐在小腿右侧的地面上，保持姿势20秒。

保持20秒

保持20秒

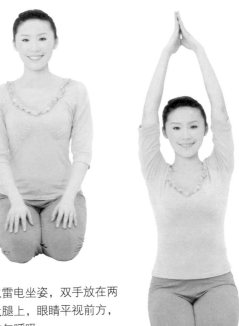

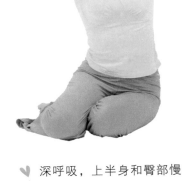

1 取雷电坐姿，双手放在两大腿上，眼睛平视前方，均匀呼吸。

4 深呼吸，上半身和臀部慢慢回到初始位置，然后再向左侧移动，臀部坐在身体左侧的地面上，保持姿势20秒。

贴心提示

合十的双手向上伸直，体会脊柱在一节一节向上延展。

重复次数 4～5 次

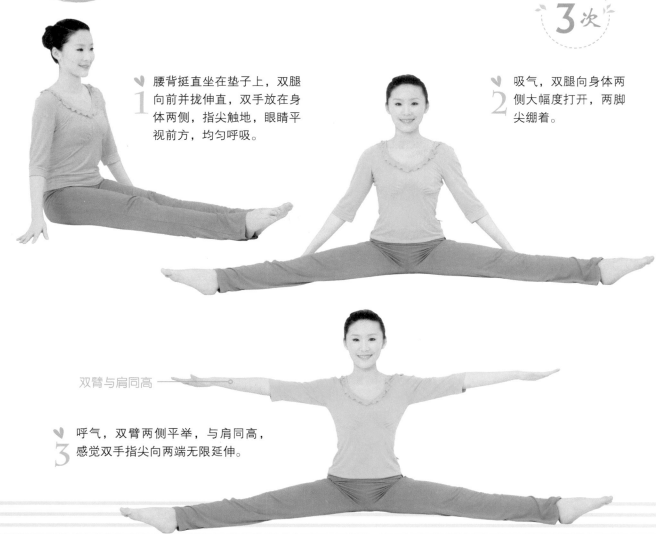

转躯触体式

难易指数：★★★★☆

❀ 纤腰 ❀

功效

✳ 有效减少腰腹部赘肉，按摩和挤压腹内器官，促进消化功能。

✳ 拉伸脊柱周围的肌肉群和腿部，活化颈椎，提高身体柔韧度。

重复次数 **3**次

1 腰背挺直坐在垫子上，双腿向前并拢伸直，双手放在身体两侧，指尖触地，眼睛平视前方，均匀呼吸。

2 吸气，双腿向身体两侧大幅度打开，两脚尖绷着。

双臂与肩同高

3 呼气，双臂两侧平举，与肩同高，感觉双手指尖向两端无限延伸。

腹部尽量贴
近左大腿

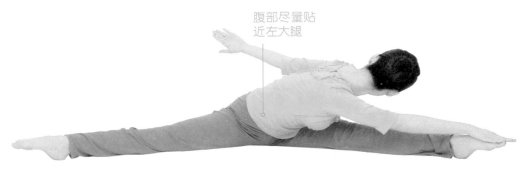

4 吸气，上半身向左侧扭转，腹部尽量贴近左大
腿，右手掌贴放在左脚背上，左臂向后伸直，
眼睛看向左手指尖的方向。

5 呼气，弯曲左手肘，左手绕过背部，放在右侧
腰部上，保持姿势20秒。

保持20秒

保持20秒

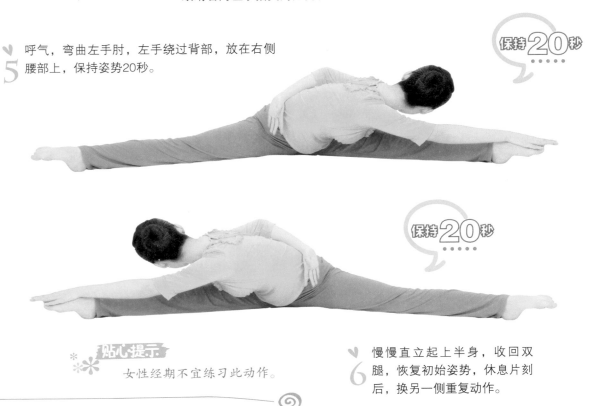

贴心提示

女性经期不宜练习此动作。

6 慢慢直立起上半身，收回双
腿，恢复初始姿势，休息片刻
后，换另一侧重复动作。

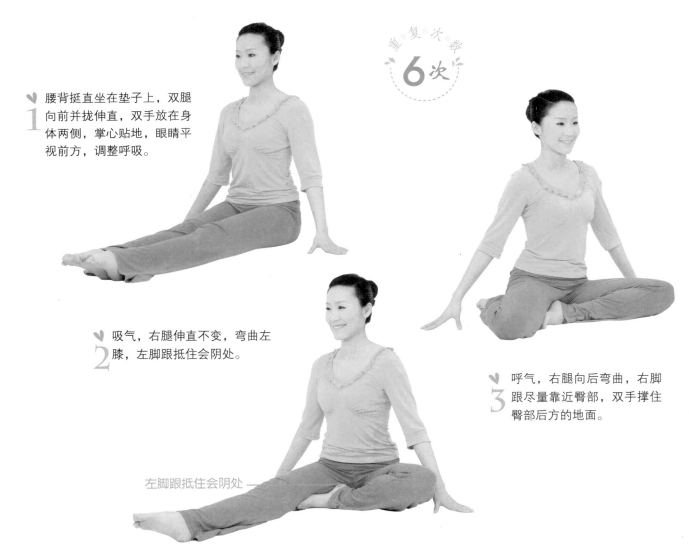

跪姿舞蹈者式

难易指数：★★★☆☆

❀ 瘦腿 ❀

功效

❋ 锻炼大腿肌肉群，收紧臀部，削减大腿和臀部赘肉，美化臀形。

❋ 拉伸侧腰和背部，挺拔胸部，塑造优美的上半身曲线。

重复次数 **6次**

1 腰背挺直坐在垫子上，双腿向前并拢伸直，双手放在身体两侧，掌心贴地，眼睛平视前方，调整呼吸。

2 吸气，右腿伸直不变，弯曲左膝，左脚跟抵住会阴处。

3 呼气，右腿向后弯曲，右脚跟尽量靠近臀部，双手撑住臀部后方的地面。

左脚跟抵住会阴处

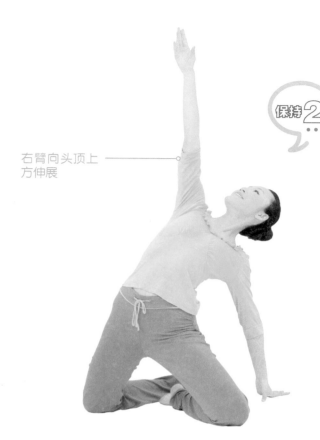

右臂向头顶上
方伸展

保持20秒
∙∙∙∙∙

4 深呼吸，身体慢慢向后仰，左臂用力，慢慢将臀部抬离地面，右臂向头顶上方伸展，眼睛看向右手指尖的方向，保持姿势20秒。

保持20秒
∙∙∙∙∙

5 臀部慢慢落回垫面，恢复初始姿势，休息片刻后，换另一侧重复动作。

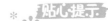
贴心提示

身体后弯时，手臂、侧腰和胸部尽量拉伸到最大程度。

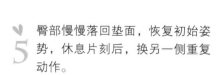

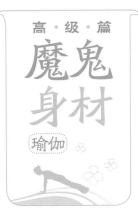

高·级·篇

魔鬼身材

瑜伽

—— 魔鬼身材二组

本组瑜伽招式重点美化下半身线条，在身体已经拥有充分柔韧性的基础上，对腰腹、臀腿等部位进行了强度更大的锻炼，对这些部位最顽固的脂肪进行重点攻克，让身材变得不仅紧实，而且拥有诱惑的健美感。

桥 式

难易指数：★ ★ ★ ★ ☆

❀ 收腹 ❀

功效

※ 收紧腰腹部肌肉，增加腰腹力量，消除腹部堆积的脂肪。

※ 锻炼胸部、颈椎、大腿和手臂，让身体更具曲线美，提高身体柔韧性。

重复次数 3次

1 仰卧平躺在垫子上，双腿并拢伸直，两手放在身体两侧，掌心贴地，眼睛看向天花板，调整呼吸。

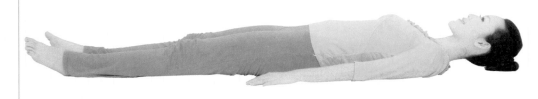

弯曲双膝

2 吸气，弯曲双膝，两脚后跟尽量靠近臀部。

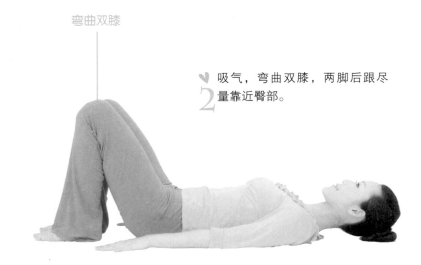

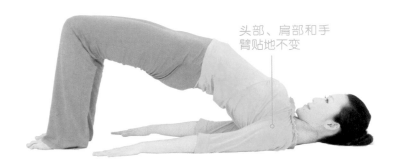

头部、肩部和手臂贴地不变

3 呼气，腰腹部和双腿同时用力，将臀部、腰部和背部抬离地面，头部、肩部和手臂贴地不变。

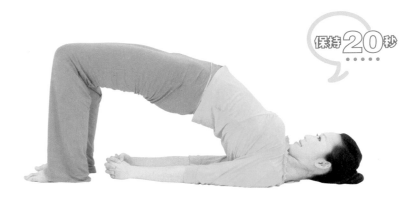

保持20秒

4 深呼吸，继续向上抬高臀部，让大腿与小腿垂直，双手在臀部下方交叉握拳，整个身体呈拱桥形，保持姿势20秒。然后松开双手，慢慢放下臀部，身体呈仰卧姿势放松休息。

 贴心提示

 练习时头部和肩部始终着地，用以支撑身体重量和平衡。

降低难度

腰背向上拱起时，若感觉吃力，可以在臀部下方放置一块瑜伽砖，帮助支撑身体；双手也不用握拳，而是放在体侧。

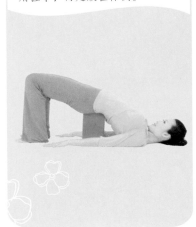

斜板式

难易指数：★★★★☆

❀ 美背 ❀

功效

※ 拉伸背部肌肉，促进背部血液循环，消除背部酸痛，纠正驼背、扣肩。

※ 锻炼手臂和腿部肌肉，消除手臂和大腿后侧多余脂肪。增强腹肌力量，提高身体平衡感。

重*复*次*数
3次

1 跪坐在垫子上，臀部落在脚后跟，腰背挺直，双手放在两大腿上，眼睛平视前方，均匀呼吸。

2 吸气，上半身向前倾，双手撑住膝盖前方的垫面，双臂伸直，大腿与小腿垂直，背部与地面平行，整个身体呈四角状。

3 呼气，双臂和左腿跪立姿势不变，右腿向后伸直，右脚尖蹬地。

右腿向后伸直 ——————

4 双臂用力支撑全身重量，左腿也向后伸直，两腿并拢，头部、背部和腿部呈一条直线，整个身体呈斜板状，保持姿势20秒。然后弯曲手肘，身体慢慢落回垫面，呈仰卧姿势放松休息。

保持**20**秒

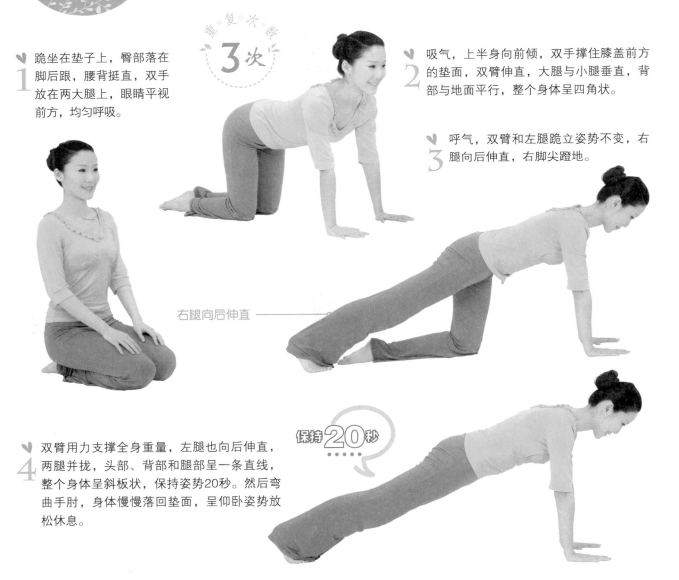

三角扭转式

难易指数：★★★★☆

❀ 纤腰 ❀

功效

❋ 拉伸腰部肌肉，消除腰部赘肉和脂肪，缓解腰部酸痛，还能有效滋养背部神经。

❋ 伸展手臂和双腿，美化双臂和腿部线条，增加身体柔软性。

重复次数
3～5
次

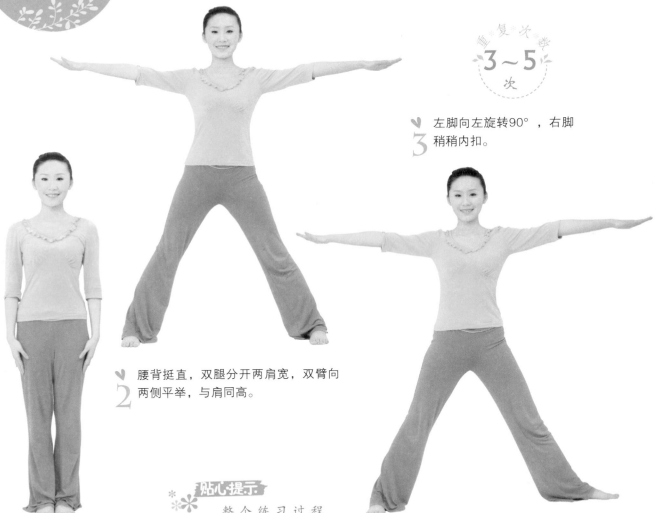

3 左脚向左旋转90°，右脚稍稍内扣。

2 腰背挺直，双腿分开两肩宽，双臂向两侧平举，与肩同高。

1 山式站立，双手放在身体两侧，眼睛平视前方。

※❀ 贴心提示

整个练习过程中，应保证两手臂始终在同一条直线上。

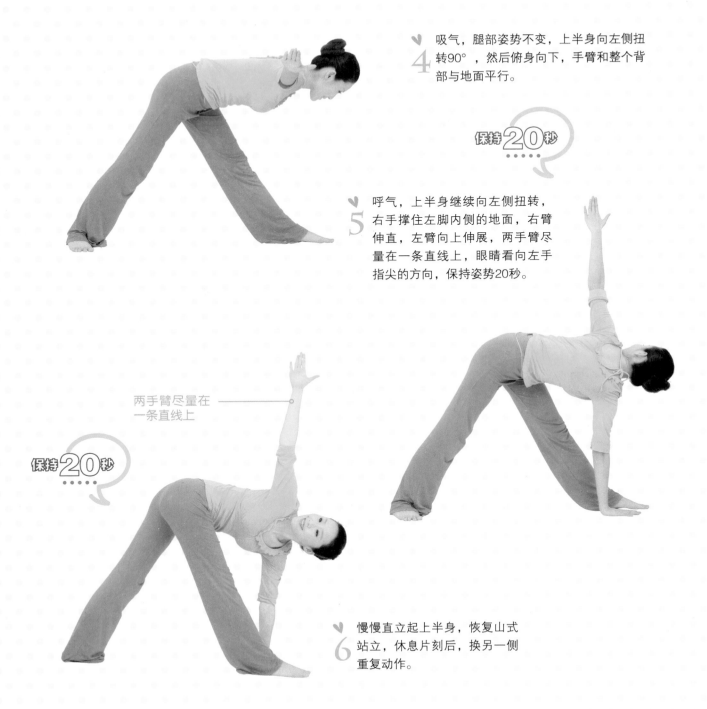

吸气，腿部姿势不变，上半身向左侧扭
4 转90°，然后俯身向下，手臂和整个背
部与地面平行。

保持20秒

呼气，上半身继续向左侧扭转，
5 右手撑住左脚内侧的地面，右臂
伸直，左臂向上伸展，两手臂尽
量在一条直线上，眼睛看向左手
指尖的方向，保持姿势20秒。

两手臂尽量在
一条直线上

保持20秒

慢慢直立起上半身，恢复山式
6 站立，休息片刻后，换另一侧
重复动作。

踮脚蹲式

难易指数：★★★★☆

❀ 提臀 ❀

功效

❅ 紧实臀部肌肉，让臀部更卷翘、圆润。

❅ 拉伸小腿肌肉，提高身体平衡能力。

❅ 加快腿部血液循环，增加腿部、膝关节和踝关节的力量。

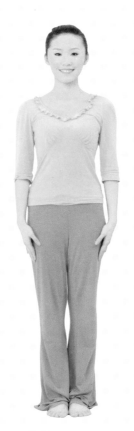

1 山式站立，双手放在身体两侧，眼睛平视前方，调整呼吸。

2 吸气，双腿分开约两肩宽，双脚向外打开，双手在体前交叉相握。

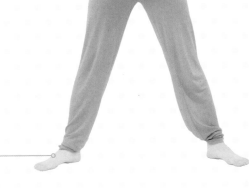

双脚向外打开 ————

贴心提示

 踮脚蹲时，要将全身的力量分布均匀，以免受伤。

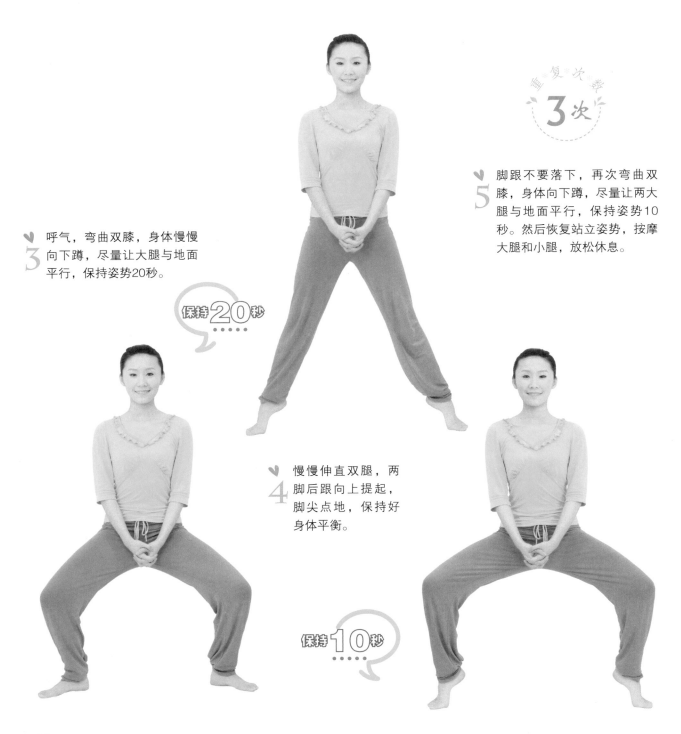

呼气，弯曲双膝，身体慢慢
向下蹲，尽量让大腿与地面
平行，保持姿势20秒。

3

保持20秒

脚跟不要落下，再次弯曲双
膝，身体向下蹲，尽量让两大
腿与地面平行，保持姿势10
秒。然后恢复站立姿势，按摩
大腿和小腿，放松休息。

5

慢慢伸直双腿，两
脚后跟向上提起，
脚尖点地，保持好
身体平衡。

4

保持10秒

118

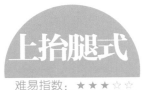

上抬腿式

难易指数：★★★☆☆

❀ 瘦腿 ❀

功效

※ 伸展腿部，对消除腿部顽固脂肪特别有效，促进下半身血液循环。

※ 强健腹肌和腰肌，消除腰腹部赘肉，让腰腹部变得紧实健美。

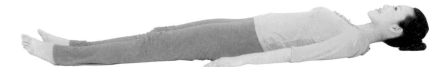

1 仰卧平躺在垫子上，双腿并拢伸直，双手放在身体两侧，掌心向下，眼睛看向天花板。

保持20秒

2 吸气，双臂向身体两侧打开，与肩部在一条直线上。收紧腹部，慢慢向上抬高双腿，脚尖绷直，让双腿与地面呈30°角，保持姿势20秒。

重复次数 **3次**

3 呼气，继续向上抬高双腿，与地面呈60°角，保持姿势20秒。

保持20秒

4 再次抬高双腿，让双腿与地面垂直，保持姿势20秒。然后双腿按60°、30°的角度依次放下，以仰卧姿势放松休息。

保持20秒

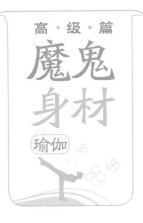

——魔鬼身材三组

本组瑜伽招式在对身体各部位进行整体锻炼的基础上，对各局部的肌肉进行重点拉伸，动作难度进一步加大，对肌肉和脏腑的按摩效果也进一步加强，一方面让身体各处的线条得到了进一步的美化，另一方面也有助于保持塑形的成果。

☙ 塑胸 ❧

门闩式

难易指数：★★★★☆

功效

* 对胸部和髋部有很好的锻炼效果，让胸部更紧致集中。
* 拉伸大腿和小腿处肌肉，消除腿部多余脂肪，美化腿形。

1 跪立在垫子上，大腿与小腿垂直，腰背挺直，双手垂放在身体两侧，眼睛平视前方，调整呼吸。

2 左腿跪立姿势不变，右腿向右侧伸展，脚尖指向右方，使右脚和左膝在同一条直线上，右手搭放在右大腿上。

重复次数 **3** 次

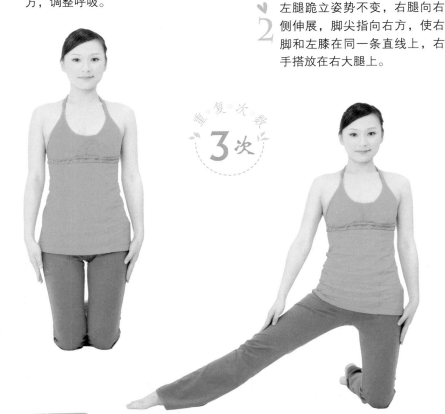

贴心提示

☀ 侧弯时，上半身要和双腿在同一个平面内，不要前倾或后倒。

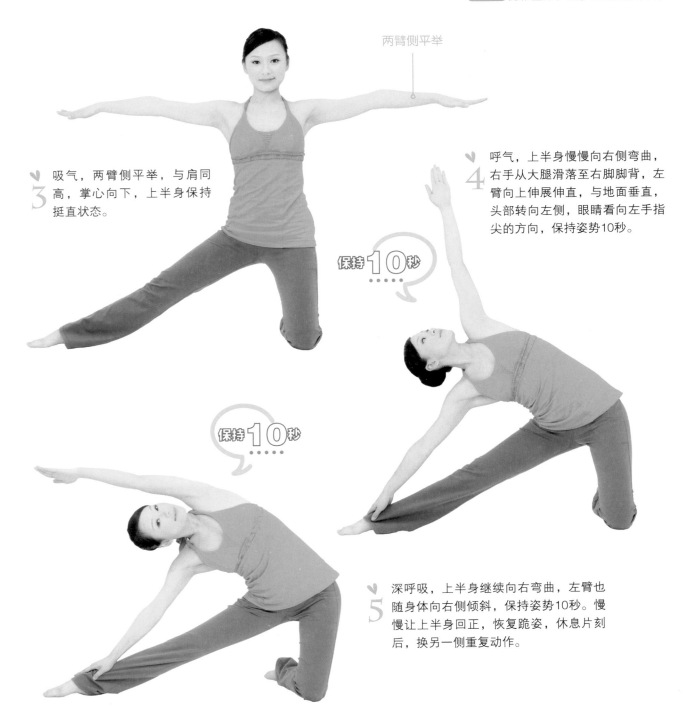

两臂侧平举

3 吸气，两臂侧平举，与肩同高，掌心向下，上半身保持挺直状态。

4 呼气，上半身慢慢向右侧弯曲，右手从大腿滑落至右脚脚背，左臂向上伸展伸直，与地面垂直，头部转向左侧，眼睛看向左手指尖的方向，保持姿势10秒。

保持10秒

保持10秒

5 深呼吸，上半身继续向右弯曲，左臂也随身体向右侧倾斜，保持姿势10秒。慢慢让上半身回正，恢复跪姿，休息片刻后，换另一侧重复动作。

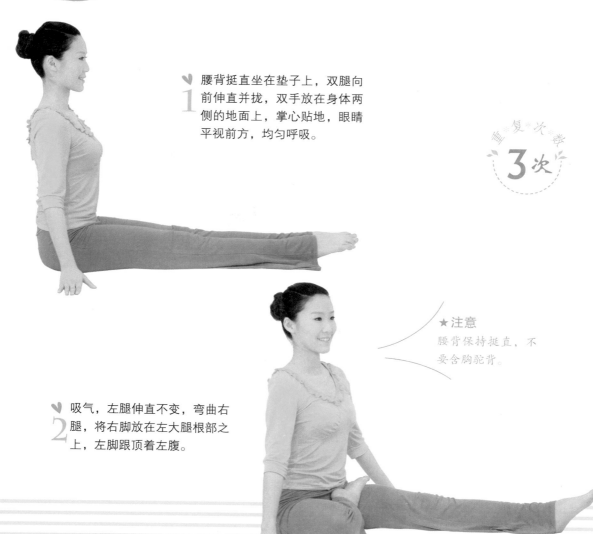

半莲花单腿背部伸展式

难易指数：★★★★☆

功效

❈ 锻炼背部，滋养脊柱，消除背部多余脂肪，还能纠正驼背现象。

❈ 伸展腿部肌肉，灵活膝关节，缓解焦虑不安的情绪，提高自信心。

1 腰背挺直坐在垫子上，双腿向前伸直并拢，双手放在身体两侧的地面上，掌心贴地，眼睛平视前方，均匀呼吸。

重复次数 **3次**

★**注意**
腰背保持挺直，不要含胸驼背。

2 吸气，左腿伸直不变，弯曲右腿，将右脚放在左大腿根部之上，左脚跟顶着左腹。

122

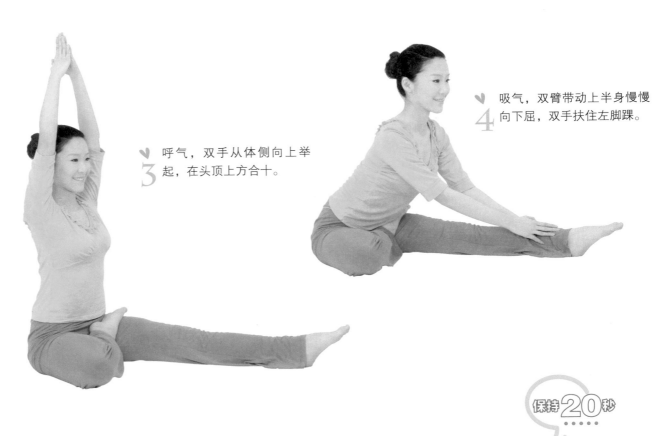

3 呼气，双手从体侧向上举起，在头顶上方合十。

4 吸气，双臂带动上半身慢慢向下屈，双手扶住左脚踝。

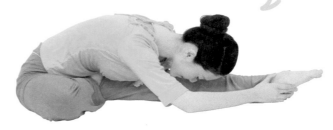

保持20秒

5 呼气，上半身继续向下俯身折叠，直到胸部和腹部紧贴左大腿，额头触碰左小腿，双手握住左脚跟，保持姿势20秒。休息片刻后，换另一侧重复动作。

贴心提示

上半身若不能弯曲到标准动作，弯曲到自己的极限位置即可。

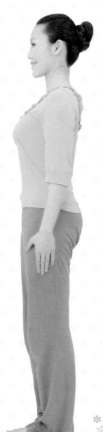

双角式

难易指数：★ ★ ★ ★ ★

❀ 纤腰 ❀

功效

※ 挤压腰腹部，消除腰腹部堆积的脂肪。伸展手臂，削减手臂赘肉。

※ 血液回流滋养面部肌肤，加快脸部新陈代谢，紧实面部肌肉。

❤ 1 山式站立，双手自然垂放在身体两侧，眼睛平视前方，调整呼吸。

❤ 2 吸气，双腿分开两肩宽，双手十指在背后交叉相握，腰背挺直。

重*复*次*数
3次

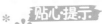

※ **贴心提示**

患高血压、低血压或眼疾的患者，谨慎练习此体式。

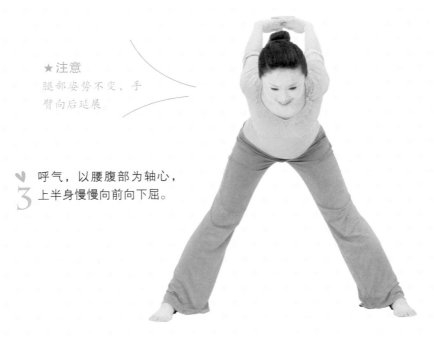

★注意
腿部姿势不变，手臂向后延展。

3 呼气，以腰腹部为轴心，上半身慢慢向前向下屈。

降低难度

若身体平衡感不好，上半身向下弯曲到极限位置后，可将双手五指张开，撑住头部两侧的地面，头部自然下垂。

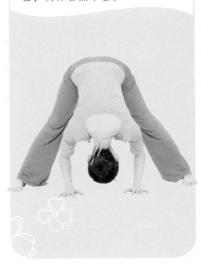

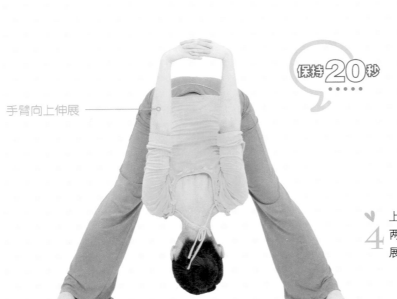

保持20秒

手臂向上伸展

4 上半身继续俯身折叠，直到头部倒立在两腿之间，与地面垂直，手臂向上伸展，保持姿势20秒。

125

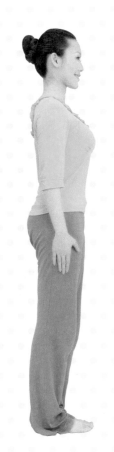

单腿天鹅平衡式

难易指数：★ ★ ★ ★ ★

❀ 瘦腿 ❀

功效

※ 增加腿部肌肉力量，拉伸大腿小腿，消除腿部脂肪，让腿形变得更加笔直纤细。

※ 灵活腰肢，滋养背部和面部神经，振奋精神，还能大大提高身体平衡感。

★注意
双臂呈一条直线，
肩部自然下沉

重复次数
3~4
次

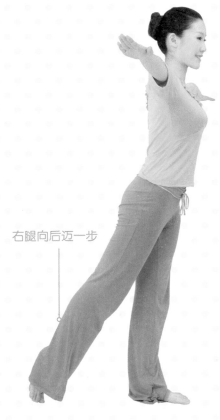

右腿向后迈一步

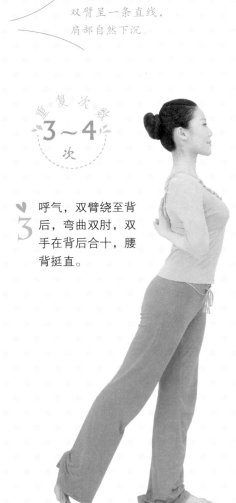

3 呼气，双臂绕至背后，弯曲双肘，双手在背后合十，腰背挺直。

1 山式站立，双手自然放在身体两侧，眼睛平视前方，均匀呼吸。

2 吸气，左腿伸直不变，右腿向后迈一步，右脚脚尖点地，双臂两侧平举，与肩同高。

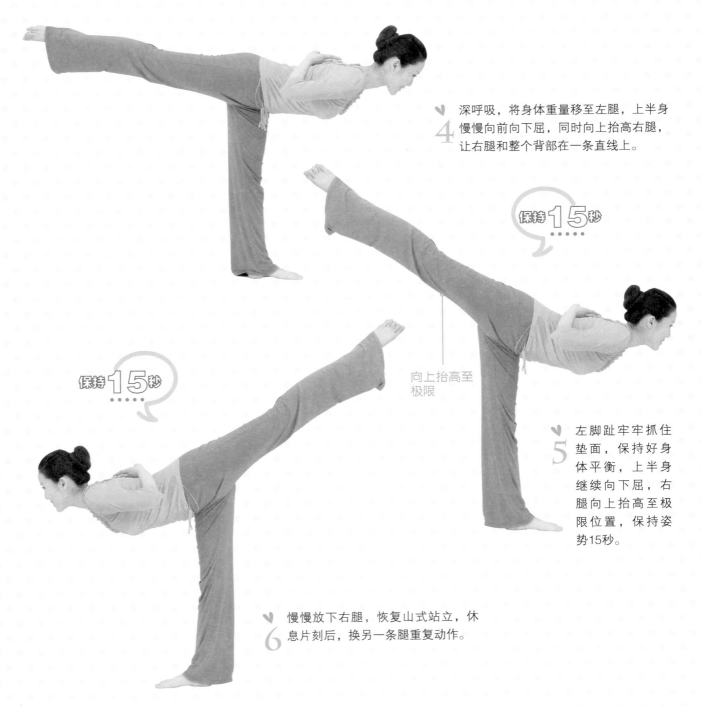

深呼吸，将身体重量移至左腿，上半身
慢慢向前向下屈，同时向上抬高右腿，
让右腿和整个背部在一条直线上。

保持15秒

向上抬高至
极限

左脚趾牢牢抓住
垫面，保持好身
体平衡，上半身
继续向下屈，右
腿向上抬高至极
限位置，保持姿
势15秒。

保持15秒

慢慢放下右腿，恢复山式站立，休
息片刻后，换另一条腿重复动作。

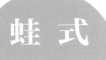

蛙 式

难易指数：★★★★☆

❀ 提臀 ❀

功效

❋ 收紧臀部，让臀部肌肉更紧实。锻炼大腿肌肉，削减大腿赘肉。

❋ 增加膝关节和踝关节柔韧性，预防关节炎。

1 俯卧在垫子上，双腿并拢伸直，下巴点地，双手贴放在头部两侧的垫面上，均匀呼吸。

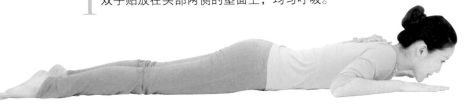

2 吸气，弯曲双膝，两小腿向上抬起，双手握住两脚背，将两脚跟尽量拉近臀部。

重复次数 4～5 次

双手握住两脚背

保持20秒

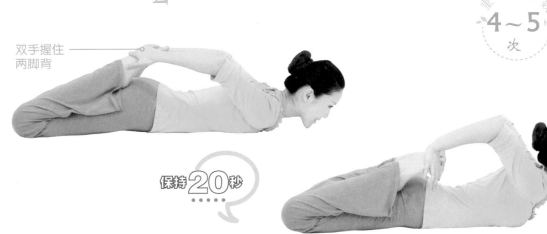

 贴心提示

❋ 双手按压双脚尖时，双膝始终不要离开地面。

3 呼气，双臂用力，双手掌按住两脚尖，用力向下按压双脚，头部和肩部微微向上抬起，保持姿势20秒。然后松开双手，身体呈仰卧或者俯卧姿势，放松休息。

Part 4

随时
修炼

争分夺秒
变魔鬼身材

YOGA

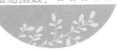

晨起塑形

——激活全身瘦细胞

清晨练习瑜伽，在轻柔的瑜伽体式中，尽情舒展身体各个部位，不仅能获得一整天的好精神和好能量，更能激活全身的瘦身细胞，打好塑形头阵。

骑马式

难易指数：★★★☆☆

功效

※ 有效舒展全身关节和肌肉，燃烧脂肪，快速实现全身速瘦。

※ 全方位滋养身体各脏器，畅通经络，让气血运行更顺畅。

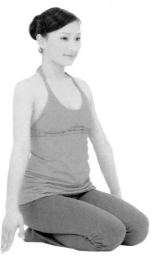

1 取雷电坐姿，腰背挺直，双手放在身体两侧，指尖触地，眼睛平视前方，均匀呼吸。

重复次数 5~6 次

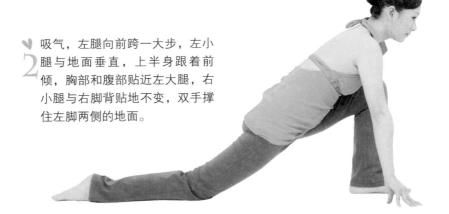

2 吸气，左腿向前跨一大步，左小腿与地面垂直，上半身跟着前倾，胸部和腹部贴近左大腿，右小腿与右脚背贴地不变，双手撑住左脚两侧的地面。

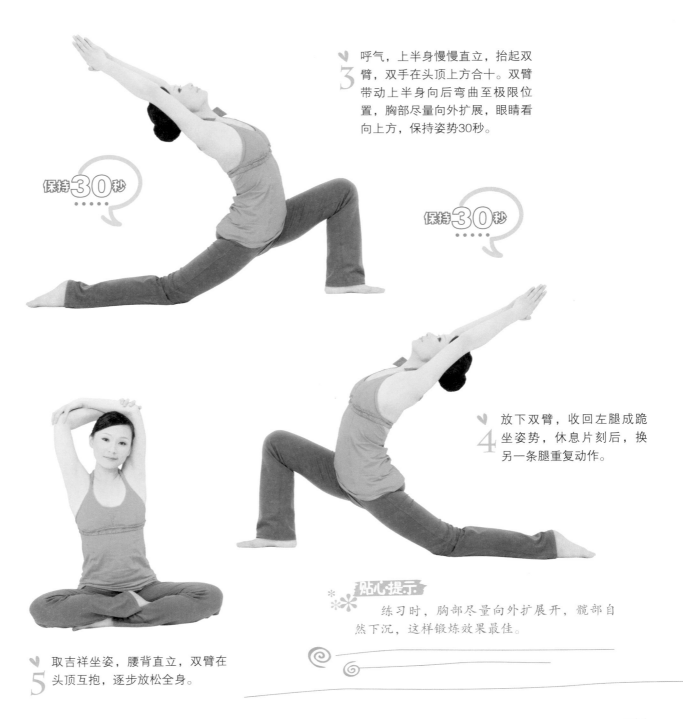

保持30秒

3 呼气，上半身慢慢直立，抬起双臂，双手在头顶上方合十。双臂带动上半身向后弯曲至极限位置，胸部尽量向外扩展，眼睛看向上方，保持姿势30秒。

保持30秒

4 放下双臂，收回左腿成跪坐姿势，休息片刻后，换另一条腿重复动作。

贴心提示

练习时，胸部尽量向外扩展开，髋部自然下沉，这样锻炼效果最佳。

5 取吉祥坐姿，腰背直立，双臂在头顶互抱，逐步放松全身。

风吹树式

难易指数: ★ ★ ★ ☆ ☆

※ 拉伸腰部肌肉，消除腰部堆积的赘肉，使腰部变纤细。美化手臂线条。

※ 手臂向上的姿势给人积极的心理暗示，让人精神饱满。

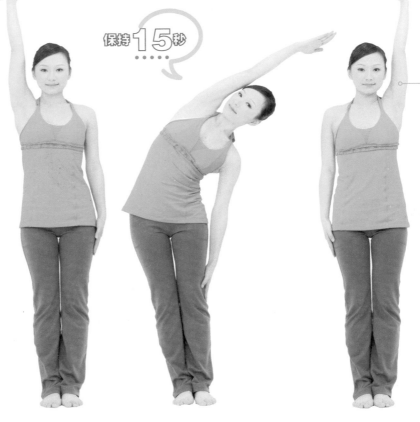

1 山式站立，双手放在身体两侧，眼睛平视前方，均匀呼吸。

2 吸气，左手不动，右臂向上伸展，与地面垂直，右手指尖指向天空。

3 呼气，右臂带动上半身慢慢向左侧倾斜，身体如同被吹弯的大树，双腿保持静止不动，眼睛望向右上方，保持姿势15秒。

保持15秒

身体如同被吹弯的大树

4 身体回正，放下右臂，向上举起左臂，左手手指垂直指向天空。

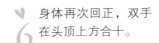

6 身体再次回正，双手在头顶上方合十。

7 双臂带动上半身向左侧倾斜，保持姿势15秒。

保持15秒

5 左臂带动上半身慢慢向右侧倾斜，直到极限处，双腿静止不动，保持姿势15秒。

保持15秒

保持15秒

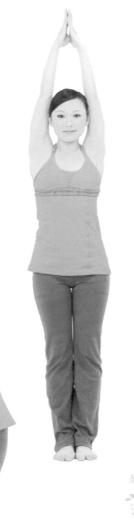

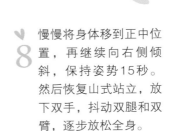

8 慢慢将身体移到正中位置，再继续向右侧倾斜，保持姿势15秒。然后恢复山式站立，放下双手，抖动双腿和双臂，逐步放松全身。

重复次数 6次

贴心提示

身体无论向哪一侧倾斜，速度都要缓慢，且双腿应始终保持静止不动。

祁阳式

难易指数：★★★☆☆

功效

❋ 充分伸展手臂和肩背部，消除大臂和背部堆积的多余脂肪和赘肉。
❋ 使人头脑清醒，精力更加充沛。

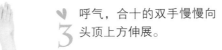

2 吸气，双手在胸前合十，两小臂端平，与地面平行。

3 呼气，合十的双手慢慢向头顶上方伸展。

保持**30**秒

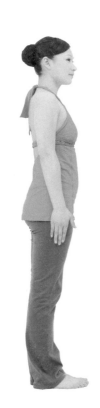

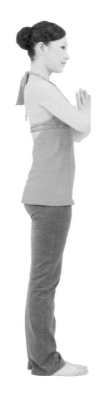

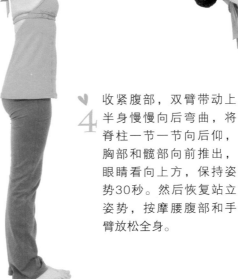

4 收紧腹部，双臂带动上半身慢慢向后弯曲，将脊柱一节一节向后仰，胸部和髋部向前推出，眼睛看向上方，保持姿势30秒。然后恢复站立姿势，按摩腰腹部和手臂放松全身。

重*复*次*数
6次

1 山式站立，双手放在身体两侧，眼睛平视前方，调整呼吸。

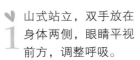

飞翔式

难易指数：★★☆☆☆

功效

※ 滋养脊柱，缓解肩部、颈部、腰背部僵硬感和酸痛感。

※ 扩张胸部，增强肺部呼吸功能。

※ 缓解因为工作压力和久坐引起的全身疲劳，振奋精神。

重复次数 **8次**

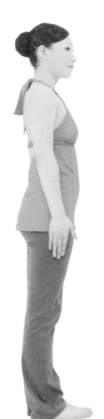

1 山式站立，双手放在身体两侧，眼睛平视前方，均匀呼吸。

2 双腿不动，双臂向后伸展，双肩尽量向后扩展开，胸部向前挺出，收紧腹部，眼睛看向上方，想象自己像鸟儿一样自在地飞翔，保持姿势30秒。然后放下双手，按摩腰腹部，放松休息。

贴心提示

练习此体式时，摈弃各种杂念，将注意力完全集中在自己的身体上，身体向后舒展开，再配合瑜伽呼吸，锻炼效果会更佳。

午间塑形

——增加体内瘦能量

午间练习瑜伽，通过各种伸拉、转体等体式，能充分燃烧身上囤积的多余脂肪，完美塑形。还能振奋精神，让整个人容光焕发。

交叉平衡式

难易指数：★★★☆☆

功效

❋ 伸展手臂和腿部，美化身体曲线，放松肩部和背部，加快背部血液循环。

❋ 提高身体平衡能力，增加身体灵活性。

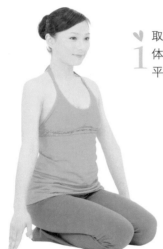

1 取雷电坐姿，双手放在身体两侧，指尖点地，眼睛平视前方，调整呼吸。

2 上半身向前俯，臀部离开脚后跟，双手掌撑住地面，背部与地面平行，大腿与小腿垂直，整个身体呈四角状。

重复次数 4~5 次

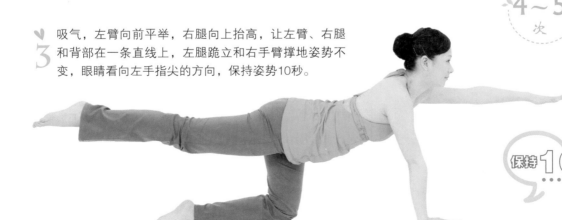

3 吸气，左臂向前平举，右腿向上抬高，让左臂、右腿和背部在一条直线上，左腿跪立和右手臂撑地姿势不变，眼睛看向左手指尖的方向，保持姿势10秒。

保持10秒

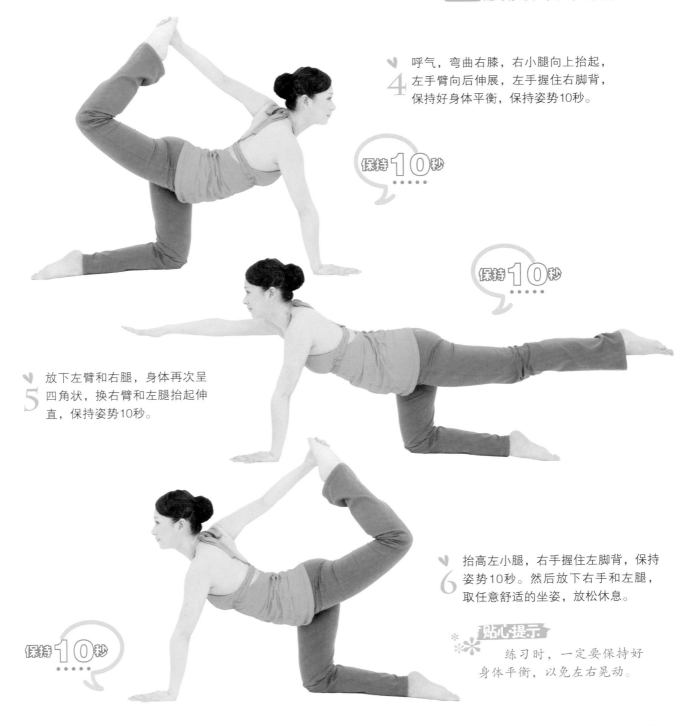

呼气，弯曲右膝，右小腿向上抬起，
左手臂向后伸展，左手握住右脚背，
保持好身体平衡，保持姿势10秒。

保持**10**秒

保持**10**秒

放下左臂和右腿，身体再次呈
四角状，换右臂和左腿抬起伸
直，保持姿势10秒。

抬高左小腿，右手握住左脚背，保持
姿势10秒。然后放下右手和左腿，
取任意舒适的坐姿，放松休息。

贴心提示

练习时，一定要保持好
身体平衡，以免左右晃动。

保持**10**秒

束角式

难易指数：★★★★☆

功效

❋ 锻炼腿部肌肉，促进腿部血液循环，消除大腿内侧和小腿肚赘肉。

❋ 拉伸脊柱，舒缓神经，缓解背部僵硬和紧张感。

❋ 有效调节内分泌，按摩腺体和卵巢，改善月经不调、痛经等症。

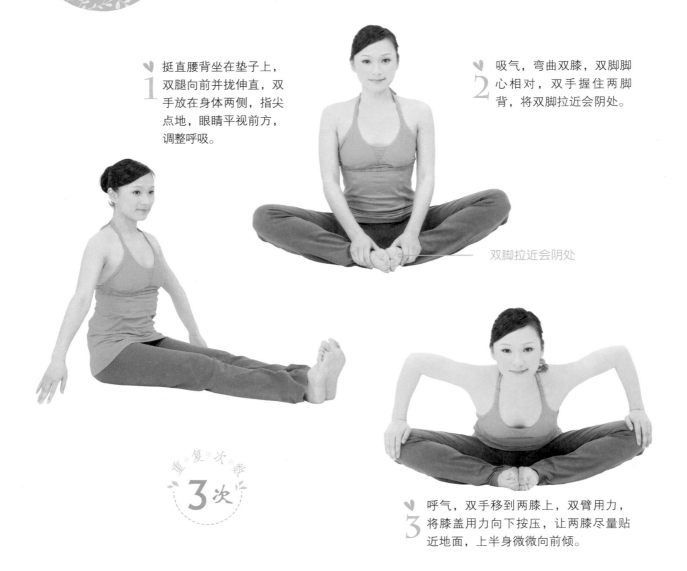

1 挺直腰背坐在垫子上，双腿向前并拢伸直，双手放在身体两侧，指尖点地，眼睛平视前方，调整呼吸。

2 吸气，弯曲双膝，双脚脚心相对，双手握住两脚背，将双脚拉近会阴处。

双脚拉近会阴处

重复次数 **3** 次

3 呼气，双手移到两膝上，双臂用力，将膝盖用力向下按压，让两膝尽量贴近地面，上半身微微向前倾。

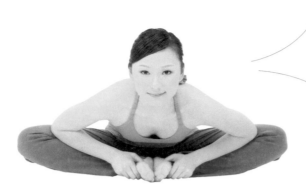

★注意
两手肘抵住两膝盖
窝内侧

4 再次吸气，双手从两膝移开，握住两脚踝，两手肘抵住两膝盖窝内侧，让膝盖始终贴地，上半身向下屈。

保持20秒

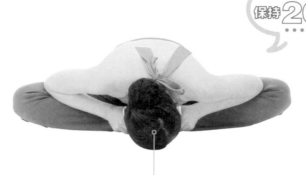

额头触地

5 呼气，双腿和双手姿势不变，上半身继续向下俯身折叠，直到腹部贴紧双脚，额头触地，保持姿势20秒。

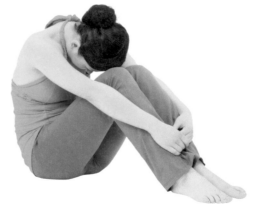

贴心提示

束角式要求双膝尽量下压，以贴实地面为最好，练习时双脚尽量拉近会阴处，运动效果会更佳。上半身前屈时，若柔韧性不够，弯曲到自己极限即可。

6 松开双腿，取舒服坐姿，低头含胸，放松休息。

侧身敬礼式

难易指数：★★★☆☆

功效

※ 拉伸锻炼臀部、大腿、小腿、胸部、腰部和手臂肌肉，有效塑造优美形体。

※ 增强人体平衡能力，还能消除紧张烦躁的情绪，让身心平和宁静。

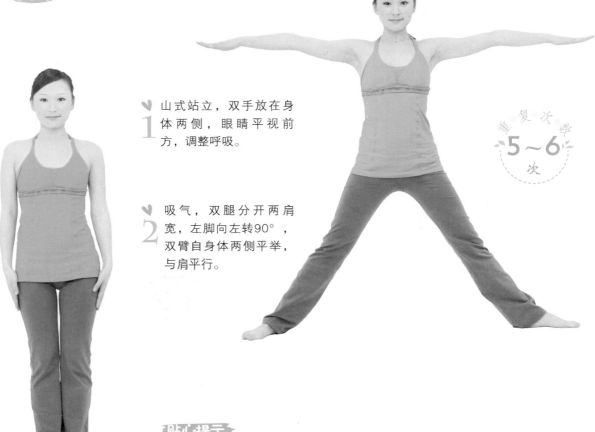

1 山式站立，双手放在身体两侧，眼睛平视前方，调整呼吸。

2 吸气，双腿分开两肩宽，左脚向左转90°，双臂自身体两侧平举，与肩平行。

重复次数 5～6 次

贴心提示

练习过程中，要时刻注意保持身体平衡，第3步到第4步，要慢慢将身体转过去，回正时速度也要缓慢。

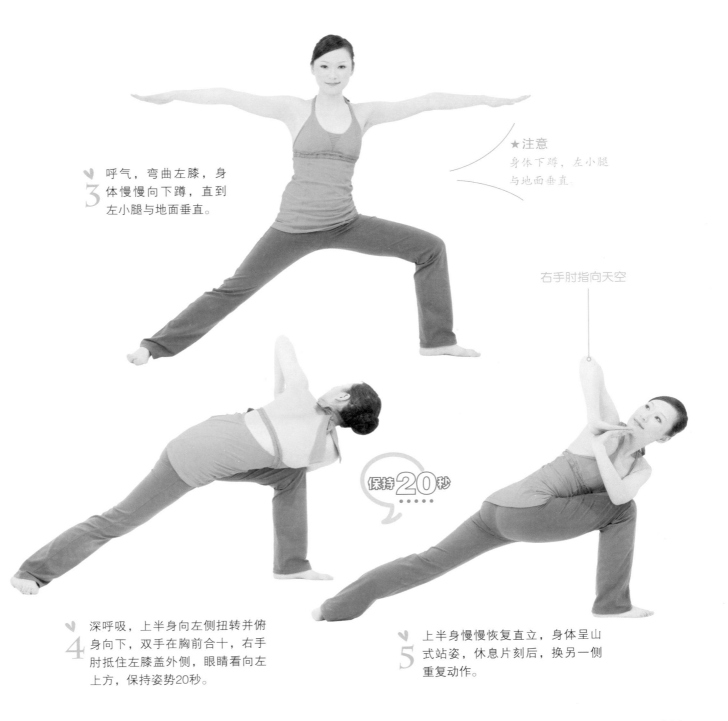

3 呼气，弯曲左膝，身体慢慢向下蹲，直到左小腿与地面垂直。

★注意
身体下蹲，左小腿与地面垂直。

右手肘指向天空

保持20秒

4 深呼吸，上半身向左侧扭转并俯身向下，双手在胸前合十，右手肘抵住左膝盖外侧，眼睛看向左上方，保持姿势20秒。

5 上半身慢慢恢复直立，身体呈山式站姿，休息片刻后，换另一侧重复动作。

清凉呼吸法

难易指数：★★☆☆☆

功效

❋ 促进体内毒素排出，净化血液，淡化面部色斑，还能让人面色红润自然。

❋ 让人保持愉快的心情，快速平复烦躁的情绪，夏天练习还能快速降低热量。

1 挺直腰背坐在垫子上，双腿向前并拢伸直，双手放在身体两侧，眼睛平视前方，保持平缓的呼吸。

2 弯曲左膝，左脚跟抵住右大腿内侧，再弯曲右膝，将右脚放在左大腿和左小腿肚之间，双手放在两膝上，成智慧手印。

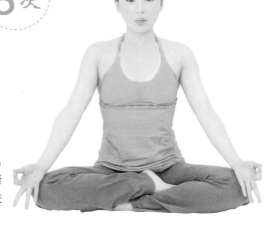

保持**20**秒

复 次 数

5次

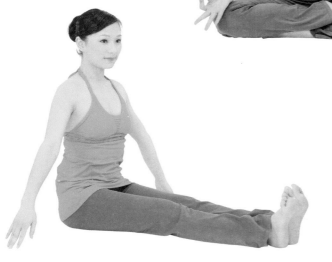

❋ **贴心提示**

练习时，除了这种吉祥坐姿，还可以采用雷电坐姿或莲花坐姿。

3 张开嘴巴，尽力向外伸出舌头，并卷成管状，让清凉的气体流经管状舌头进入体内，保持呼吸20秒。

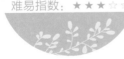

曲弓式

难易指数：★★★☆☆

功效

※ 伸展腿部和双臂，锻炼腰部和腹部，提高身体柔韧性。

※ 牵拉和紧实面部肌肤，加速面部血液循环，让气色更佳。

重复次数

4次

1 取雷电坐姿，双手放在两大腿上，眼睛平视前方，均匀呼吸。

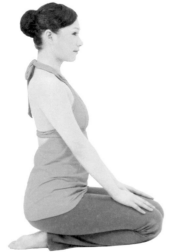

2 吸气，直立起上半身，左腿向前迈出一大步，左脚掌着地，右腿向后伸直。腰背挺直，右手自然垂放在体侧，左手掌贴放在左大腿上，整个身体呈骑马状。

傍晚塑形

—— 提高瘦身动力

傍晚练习瑜伽，可以适度挑战难一些的瑜伽体式，让劳累了一整天的身体和各部位肌肉得到休息，驱除疲劳，帮助身体迅速恢复体能，并在练习中消脂。

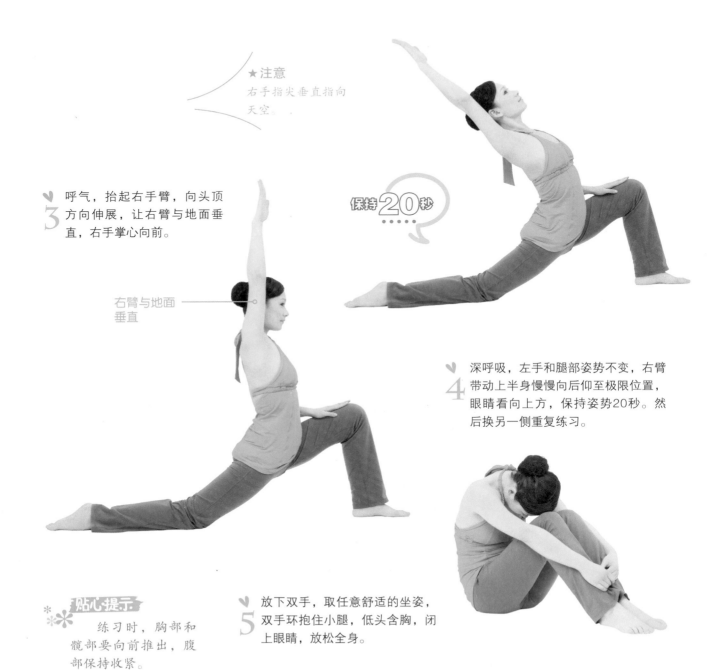

3 呼气，抬起右手臂，向头顶
方向伸展，让右臂与地面垂
直，右手掌心向前。

右臂与地面
垂直

保持20秒

4 深呼吸，左手和腿部姿势不变，右臂
带动上半身慢慢向后仰至极限位置，
眼睛看向上方，保持姿势20秒。然
后换另一侧重复练习。

贴心提示

练习时，胸部和
髋部要向前推出，腹
部保持收紧。

5 放下双手，取任意舒适的坐姿，
双手环抱住小腿，低头含胸，闭
上眼睛，放松全身。

蜘蛛式

难易指数：★ ★ ★ ★ ★

功效

* 有效拉伸背部、腰部、胸部和腹部肌肉群，具有很好的美体塑形效果。
* 按摩腹内脏器，调节内分泌，帮助身体排出堆积的毒素，改善消化功能。

1 双腿并拢伸直坐在垫子上，双手放在体侧，指尖点地，调整呼吸。

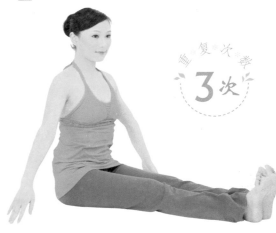

重复次数 3次

2 弯曲右膝，将右脚背放在左大腿根部之上，再弯曲左膝，将左脚背放在右大腿根部之上，双腿呈莲花坐姿，双手握住两膝。

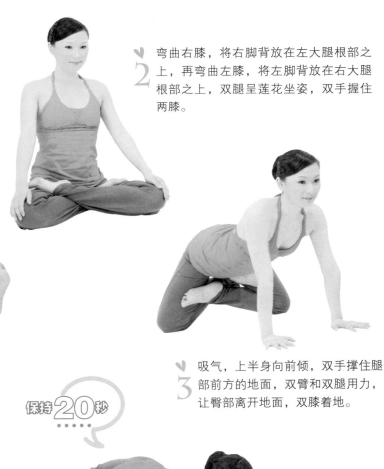

3 吸气，上半身向前倾，双手撑住腿部前方的地面，双臂和双腿用力，让臀部离开地面，双膝着地。

4 呼气，弯曲双肘，身体慢慢向下落，依次让胸部、腹部和腿部完全贴合在地面上，下巴点地，两臂向前伸直，整个身体呈俯卧状，保持姿势20秒。然后松开双腿，取任意舒适姿势，放松休息。

保持20秒

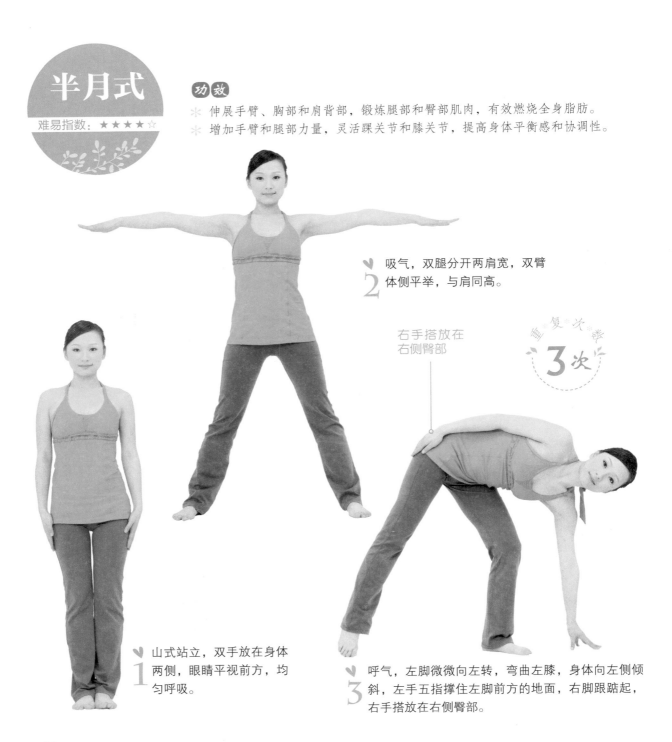

半月式

难易指数：★ ★ ★ ★ ☆

功效

※ 伸展手臂、胸部和肩背部，锻炼腿部和臀部肌肉，有效燃烧全身脂肪。

※ 增加手臂和腿部力量，灵活踝关节和膝关节，提高身体平衡感和协调性。

2 吸气，双腿分开两肩宽，双臂体侧平举，与肩同高。

右手搭放在右侧臀部

重复次数 3次

1 山式站立，双手放在身体两侧，眼睛平视前方，均匀呼吸。

3 呼气，左脚微微向左转，弯曲左膝，身体向左侧倾斜，左手五指撑住左脚前方的地面，右脚跟踮起，右手搭放在右侧臀部。

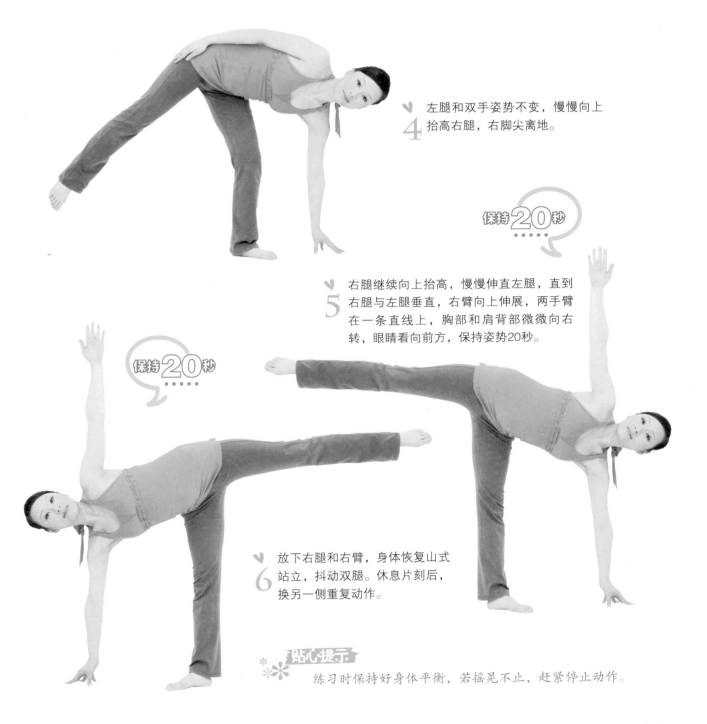

4 左腿和双手姿势不变，慢慢向上
抬高右腿，右脚尖离地。

保持20秒

5 右腿继续向上抬高，慢慢伸直左腿，直到
右腿与左腿垂直，右臂向上伸展，两手臂
在一条直线上，胸部和肩背部微微向右
转，眼睛看向前方，保持姿势20秒。

保持20秒

6 放下右腿和右臂，身体恢复山式
站立，抖动双腿。休息片刻后，
换另一侧重复动作。

* 贴心提示
练习时保持好身体平衡，若摇晃不止，赶紧停止动作。

半莲花单腿前屈式

难易指数：★ ★ ★ ★ ☆

功效

※ 伸展全身关节，锻炼背部、腰部、腿部肌肉群，消除全身多余脂肪。

※ 提高平衡能力，促进全身血液循环，按摩腹内脏器，缓解便秘、胀气等症状。

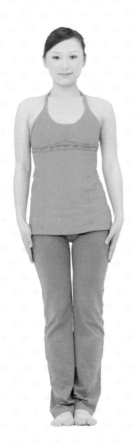

❤ 吸气，左腿伸直不变，弯曲右膝，
2 将右脚放在左大腿根部之上，脚心
朝上，左手握住右脚尖。

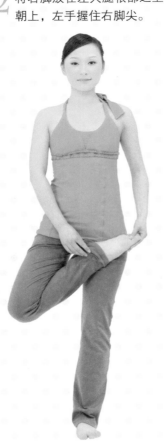

❤ 呼气，双臂从身体两
3 侧向上伸展，双手在
头顶上方合十，感觉
整个身体随指尖无限
向上延伸。

将右脚放在左
大腿根部之上

❤ 山式站立，双手放在身
1 体两侧，眼睛平视前
方，调整呼吸。

贴心提示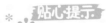

有眩晕症或贫血症状的
人，不适宜练习此体式。

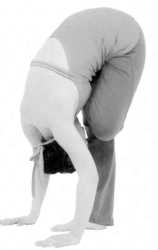

4 双臂带动上半身慢慢向前向下屈，直到腹部和胸部贴紧右腿，双手手掌撑地，头部自然垂落，保持姿势20秒。

重复次数 **3**次

保持**20**秒

保持**20**秒

5 慢慢直立起上半身，放下右腿，恢复山式站姿，休息片刻后，换另一条腿重复动作。

降低难度

如果身体柔韧性和平衡性不够，上半身向前屈至自己的极限位置，双手指尖点地即可，注意保持好身体平衡。

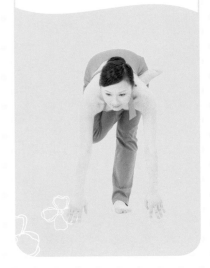

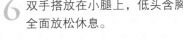

6 松开左腿，取任意舒服的坐姿，双手搭放在小腿上，低头含胸，全面放松休息。

149

**腰躯
转动式**

难易指数：★★★★☆

功效

❋ 增加腰部灵活性，减少腰部和背部多余脂肪和赘肉。

❋ 拉伸大腿后侧肌肉群和韧带，伸展手臂，消除大臂外侧赘肉，美化整个手臂线条。

❦ **1** 山式站立，双手放在体侧，眼睛平视前方，调整呼吸。

❦ **3** 呼气，双臂带动上半身慢慢向前俯身折叠，直到背部与地面平行，两手臂与背部始终在一条直线上。

❦ **4** 深呼吸，以腰部为轴心，上半身慢慢向左侧转动，转到极限位置后，保持姿势15秒。上半身慢慢回正，再转向右侧，保持姿势15秒。然后恢复山式站姿，按摩腰腹部，放松休息。

重复次数 **5**次

保持**15**秒

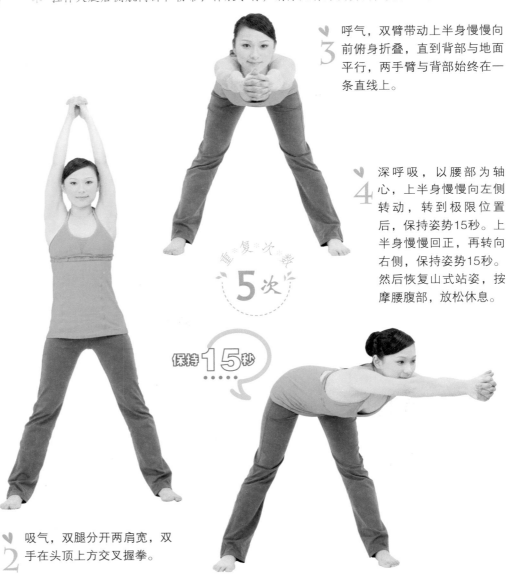

❦ **2** 吸气，双腿分开两肩宽，双手在头顶上方交叉握拳。

圣哲玛里琪第一式

难易指数：★★★★☆

功效

* 拉伸肩膀、手臂、背部和腿部，有助于全身速瘦、美化身形。
* 按摩腹部内器官，加快血液循环，增强腰腹部柔韧性。

重复次数 **4次**

❧ 1 挺直腰背坐在垫子上，双腿向前并拢伸直，双手放在身体两侧，指尖点地，眼睛平视前方，调整呼吸。

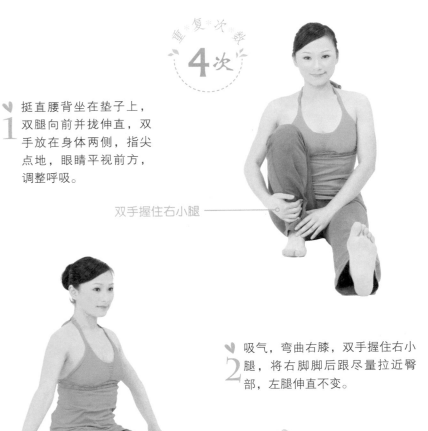

双手握住右小腿

❧ 2 吸气，弯曲右膝，双手握住右小腿，将右脚脚后跟尽量拉近臀部，左腿伸直不变。

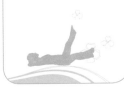

睡前塑形

——加速身体瘦能力

睡前练习瑜伽，尽量选择舒缓的瑜伽体式，让身体在静态中继续享"瘦"不停。不仅如此，还能大大提高睡眠质量。

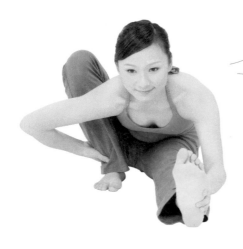

★注意

背部保持平整，背
部肌肉放松

3 呼气，上半身微微前屈，右大臂绕过
右小腿前侧，右手握住右脚踝，左手
握着左脚背。

4 深呼吸，上半身继续向下弯曲，直到胸
部和腹部贴紧左大腿，额头枕在左小腿
上，右手绕至背后，左手也向后伸展，
两手交叉相握。

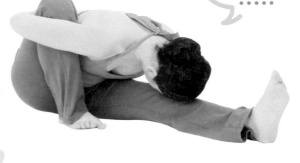

保持20秒

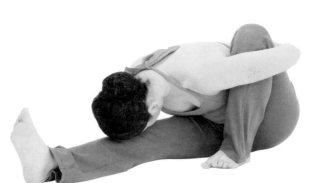

5 松开双手，伸直右腿，身体恢复
初始姿势，休息片刻后，换另一
条腿重复动作。

 贴心提示

上半身若不能弯曲到标准动作，弯曲到自己的极限位置即可，但要始
终保持贴地的那条腿是伸直的，并且循序渐进练习。

战士二式

难易指数：★★☆☆☆

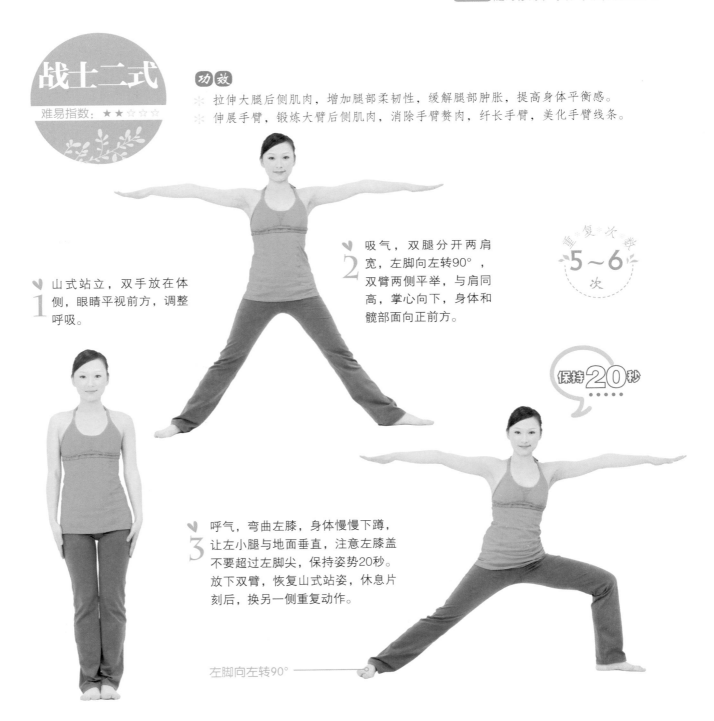

功效

※ 拉伸大腿后侧肌肉，增加腿部柔韧性，缓解腿部肿胀，提高身体平衡感。

※ 伸展手臂，锻炼大臂后侧肌肉，消除手臂赘肉，纤长手臂，美化手臂线条。

1 山式站立，双手放在体侧，眼睛平视前方，调整呼吸。

2 吸气，双腿分开两肩宽，左脚向左转90°，双臂两侧平举，与肩同高，掌心向下，身体和髋部面向正前方。

重复次数 5～6 次

保持20秒

3 呼气，弯曲左膝，身体慢慢下蹲，让左小腿与地面垂直，注意左膝盖不要超过左脚尖，保持姿势20秒。放下双臂，恢复山式站姿，休息片刻后，换另一侧重复动作。

左脚向左转90°

十字
脊柱扭转式

难易指数：★★★☆☆

功效

✳ 充分扭转脊柱，使脊柱得到滋养和按摩。缓解烦躁不安的情绪，使心境更平和。

✳ 挤压腰腹部肌肉，收紧腰腹部松垮肌肉，消除赘肉，提升消化功能。

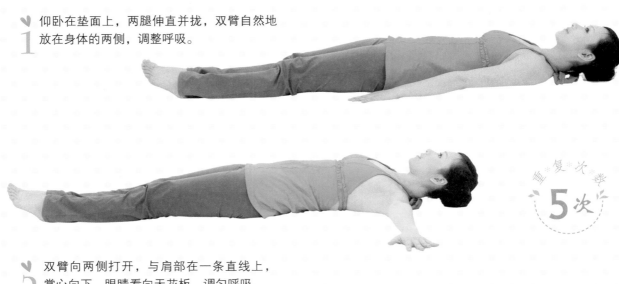

1 仰卧在垫面上，两腿伸直并拢，双臂自然地放在身体的两侧，调整呼吸。

重 复 次 数
5次

2 双臂向两侧打开，与肩部在一条直线上，掌心向下，眼睛看向天花板，调匀呼吸。

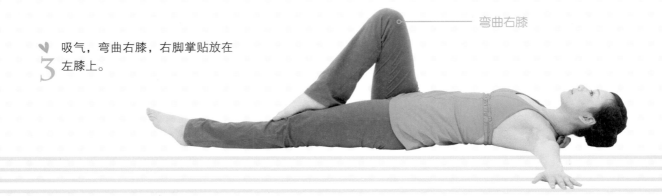

弯曲右膝

3 吸气，弯曲右膝，右脚掌贴放在左膝上。

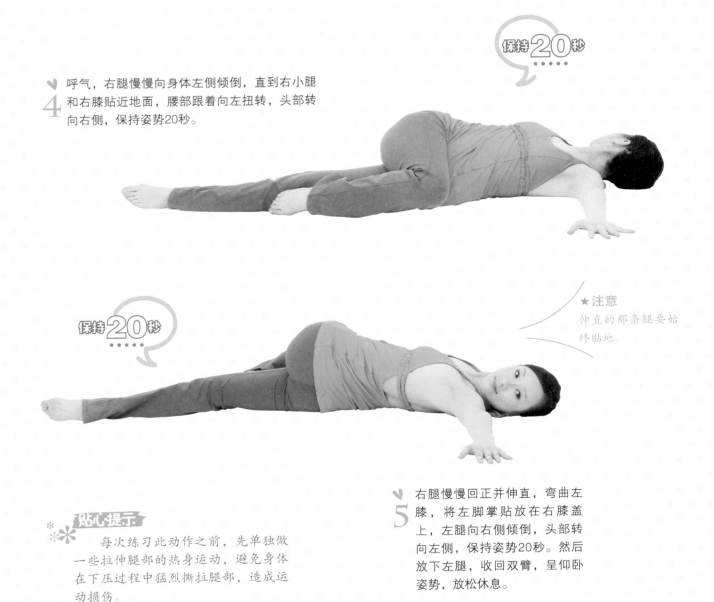

保持20秒

4 呼气，右腿慢慢向身体左侧倾倒，直到右小腿和右膝贴近地面，腰部跟着向左扭转，头部转向右侧，保持姿势20秒。

保持20秒

★注意
伸直的那条腿要始终贴地。

5 右腿慢慢回正并伸直，弯曲左膝，将左脚掌贴放在右膝盖上，左腿向右侧倾倒，头部转向左侧，保持姿势20秒。然后放下左腿，收回双臂，呈仰卧姿势，放松休息。

贴心提示

每次练习此动作之前，先单独做一些拉伸腿部的热身运动，避免身体在下压过程中猛烈撕拉腿部，造成运动损伤。

剪刀式

难易指数：★★☆☆☆

功效

✳ 促进腿部血液循环，锻炼腿部肌肉群，消除大小腿堆积的赘肉和多余脂肪。

✳ 收紧腹部肌肉，燃烧腹部脂肪，让小腹变平坦，还能增加腰腹部力量。

1 仰卧平躺在垫子上，双腿并拢伸直，双手放在头部下方，后脑勺枕在手心上，眼睛看向天花板。

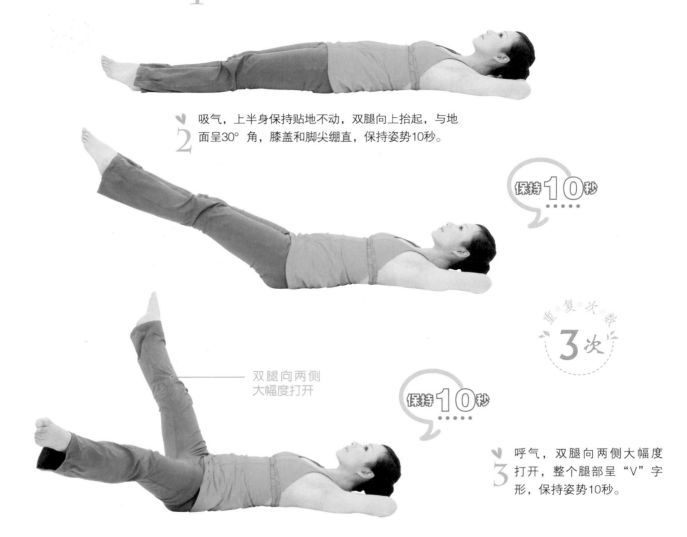

2 吸气，上半身保持贴地不动，双腿向上抬起，与地面呈30°角，膝盖和脚尖绷直，保持姿势10秒。

保持**10**秒

双腿向两侧大幅度打开

保持**10**秒

重*复*次*数 **3**次

3 呼气，双腿向两侧大幅度打开，整个腿部呈"V"字形，保持姿势10秒。

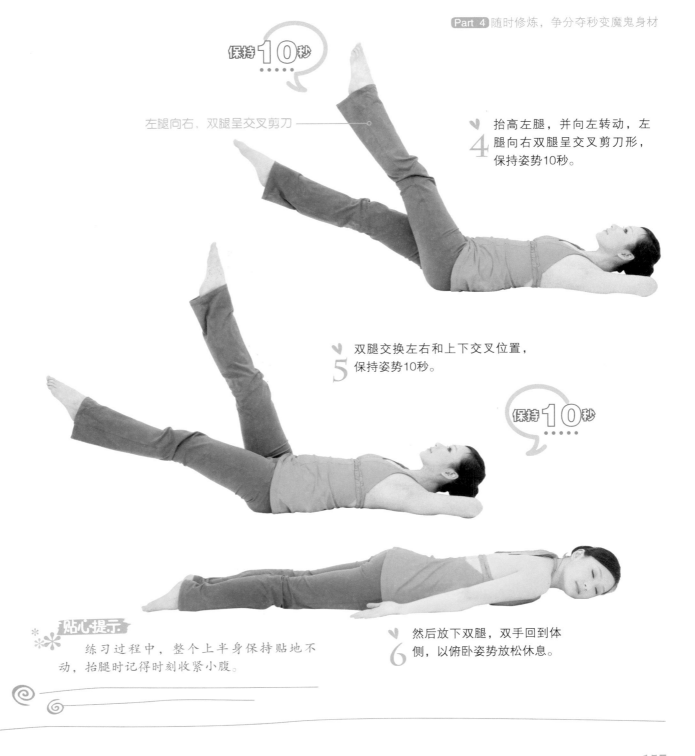

保持10秒

左腿向右，双腿呈交叉剪刀

4 抬高左腿，并向左转动，左腿向右双腿呈交叉剪刀形，保持姿势10秒。

5 双腿交换左右和上下交叉位置，保持姿势10秒。

保持10秒

贴心提示

练习过程中，整个上半身保持贴地不动，抬腿时记得时刻收紧小腹。

6 然后放下双腿，双手回到体侧，以俯卧姿势放松休息。

鳄鱼式

难易指数：★★☆☆☆

功效

※ 促进脊柱区域的血液循环，消除身体紧张僵硬感，让身体从疲倦中解放出来。

※ 锻炼肩部、腹部、手臂，拉伸脊柱，挺拔身姿，让整个身心更加平和宁静。

1 俯卧在垫子上，下巴点地，双腿并拢伸直，双手自然放在身体两侧，掌心向上。

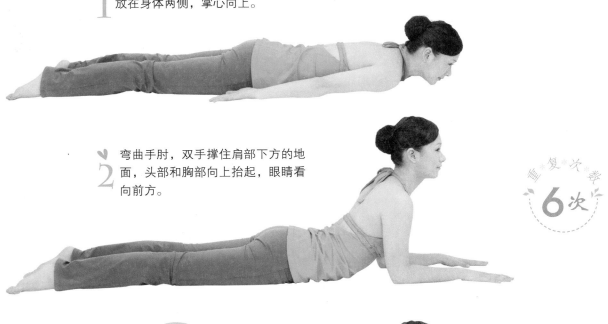

2 弯曲手肘，双手撑住肩部下方的地面，头部和胸部向上抬起，眼睛看向前方。

重复次数 **6次**

保持**15秒**

3 抬起两小臂，两手肘在胸前并拢着地，两手腕相对，下巴枕在两手掌之间，全身放松，用心倾听自己的呼吸，保持此姿势15秒。然后恢复呈俯卧姿势，脸转向一侧，放松休息。

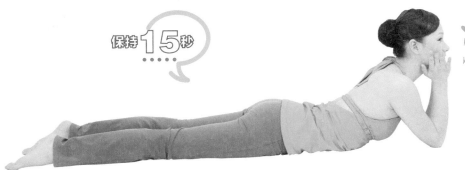

附录 ‖ 瑜伽塑形常见问答

Q：练习瑜伽真的能减肥且塑形吗？哪个体式最好？

A：从锻炼效果来讲，保持静止性姿势运动，所消耗的热量和脂肪要大于连续性运动，所以，瑜伽的减肥效果要好于一般的瘦身运动。另外，瑜伽的主要目的是调节身体和心灵，使人们达到一种身心合一的健康状态。瑜伽也倡导一种健康的生活态度和饮食习惯，减少高脂肪食物的摄入。坚持每天练习，是能够获得"减肥"和"塑形"双丰收的。瑜伽体式各有各的功效和作用，不要过分重视或迷恋某个体式，而应该注重均衡，按照由易到难的顺序，循序渐进地练习。

Q：我从来没有接触过瑜伽，而且身体很僵硬。我看练习瑜伽的人身体都很柔软，像我这样是不是就不能练习瑜伽了？

A：当然不是。瑜伽强调，人们不是因为身体柔软才可以练习瑜伽，而是因为练习了瑜伽，身体会逐渐变得柔软。换个角度看，当感觉自己身体很僵硬时，说明身体正在向我们发出亚健康的信号，那就更加需要好好锻炼了。如果身体太过僵硬，注意在练习体式时，将每个姿势做到自己的极限位置即可，然后配合正确的呼吸方法，掌握正确的动作要领，在舒适范围内保持一段时间，就能有较大的收效。

Q：我很胖，通过练习瑜伽可以改善吗？

A：可以改善。人体的胖与瘦主要是由人体内分泌系统、消化系统紊乱引起的，有些人表现为瘦，有些人表现为胖。瑜伽通过体式的练习、调息的训练，能有效调节人体的自主神经系统，该系统机能正常后，促使内分泌和消化吸收功能恢复正常，从而使胖的人可以瘦下来，同样，瘦的人也可以拥有更加健康匀称的身体。

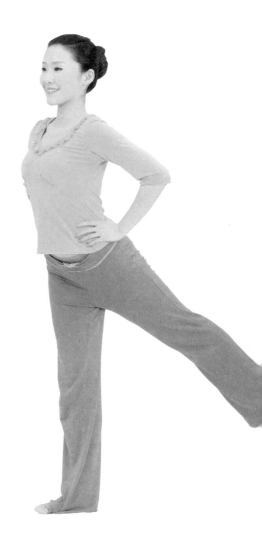

Q：每次我练习坐姿的瑜伽体式时，腰背总是挺不直，这是为什么呢？

A：这种情况很常见，导致的原因有多种，可能是位于大腿后侧的肌肉柔韧度不够，也可能是背部肌肉力量较弱所致，也有可能和平时日积月累的不良姿势有关，如平时习惯窝在沙发里，习惯蜷着背，走路的时候弓着背等等，这些不良姿势都会导致背部脊柱变形，让腰椎失去力量，从而无法挺直腰背。遇到这样的状况，在练习瑜伽时，不妨多选择一些增加脊柱柔韧性的体式，循序渐进地练习，让身体逐步还原柔软的本质。

Q：瑜伽能和其他运动一起练习吗？有没有冲突？

A：瑜伽与其他运动没有任何冲突，反而可以帮助我们更顺利地进行其他运动项目。把瑜伽当作运动之前的热身，或者运动之后的放松练习都可以，这样不但可以减少运动受伤的可能性，还有利于达到更好的运动效果。

Q：女性在生理周期可以练习瑜伽吗？

A：在生理期，可以休息，也可以选择练习，这主要看个人的喜好与身体状态。如果继续练习，有些体位就需要注意，比如一些倒立的动作，如犁式；一些分腿的动作，如转躯触趾式；一些挤压腹部的动作等，最好不要练习，否则容易引起身体不适。

Q：瑜伽每次练习多长时间合适，需要天天练习吗？

A：最好能每天练习1小时，如果不能，每天锻炼10分钟或者半小时都可以，最重要的是每天坚持练习，否则效果就会大打折扣。要知道，坚持每天练习30分钟，效果要比一周一次练习2小时好得多。